Dr. med. Heinrich Rüttinger
Multiple Sklerose

SERIE GESUNDHEIT
PIPER/C&H
Band 1936

Zu diesem Buch

Die Multiple Sklerose ist in den westlichen Industrieländern inzwischen die häufigste entzündliche Erkrankung des Zentralnervensystems. Trotz ständiger wissenschaftlicher Forschung ist die Ursache der MS bis jetzt nicht hinreichend geklärt.

Die noch ungeklärte Ursache, der wechselhafte und oft nicht vorhersehbare Verlauf und das vielfältige klinische Erscheinungsbild der MS erschweren das Verständnis für die Erkrankung und lassen reichlich Raum für Spekulationen.

Für die Patienten, ihre Angehörigen und Bekannten stellen sich deshalb viele Fragen zur Erkrankung, zu deren Diagnose und zu den Behandlungsmöglichkeiten. Bei Patienten im jüngeren Erwachsenenalter kommen Probleme und Fragen hinzu, die Partnerschaft, Familienplanung, Ausbildung, Beruf u. a. betreffen.

Der Autor, der seit vielen Jahren MS-Kranke medizinisch betreut, gibt auf alle diese Fragen verständliche Antworten. Durch überschaubare Informationen und praktische Hilfe für Betroffene trägt dieser Ratgeber dazu bei, daß das Verständnis der Krankheit verbessert wird. Er wird das Gespräch zwischen Patient, Angehörigen und Arzt erleichtern und den Betroffenen helfen, besser mit der Krankheit leben zu können.

Heinrich Rüttinger, Dr. med., geboren 1953 in Frickenhausen/Main, Ausbildung zum Arzt für Neurologie und Psychiatrie, seit 1980 Aufbau einer großen MS-Ambulanz an der Universitäts-Nervenklinik in Homburg/Saar, seit 1989 Leiter der Neurologischen Poliklinik in Homburg/Saar, seit August 1993 eigene Nervenarztpraxis in Coburg.

Dr. med. Heinrich Rüttinger

Multiple Sklerose

INFORMATIONEN UND RATSCHLÄGE

Mit 14 Abbildungen

PIPER MÜNCHEN
CHAPMAN & HALL WEINHEIM

**SERIE GESUNDHEIT
PIPER/C&H**

Dr. med. Heinrich Rüttinger
Arzt für Neurologie und Psychiatrie
Mohrenstr. 3
96450 Coburg

> In diesem Buch enthaltene Dosierungsangaben wurden mit aller Sorgfalt überprüft. Dennoch übernehmen Autor und Verlage – auch im Hinblick auf mögliche Druckfehler – keine Gewähr für die Richtigkeit. Dem Leser wird empfohlen, sich vor einer Medikation in jedem Fall über Indikationen, Kontraindikationen und Dosierung anhand des Beipackzettels oder anderer Unterlagen des Herstellers zu unterrichten. Das gilt insbesondere bei selten verwendeten oder neu auf den Markt gekommenen Präparaten.

ISBN 3-492-11936-0
Neuausgabe Mai 1994
R. Piper GmbH & Co. KG, München
© Chapman & Hall GmbH, Weinheim 1994
Umschlag: Federico Luci,
unter Verwendung der Lithographie »Seiltänzer«,
1923, von Paul Klee (Privatbesitz)
© VG Bild-Kunst, Bonn 1994
(Archiv für Kunst und Geschichte, Berlin)
Gesamtherstellung: Clausen & Bosse, Leck
Printed in Germany

Inhalt

Vorwort 9

1 Was versteht man unter MS? 13

2 Wie erklärt man sich die Entstehung der MS? 19

3 Wen betrifft die MS? (Häufigkeit,
  Geschlechtsverteilung, Erkrankungsalter) 25

4 Wie kann sich die MS äußern? 27

5 Wie ist der Verlauf der MS? 33

6 Wie diagnostiziert man eine MS? 37
  Anamnese und neurologischer Befund 37
  Messung der Nervenleitungen (evozierte Potentiale) . . . 39
  Untersuchung des Nervenwassers
  (Liquoruntersuchung) 41
  Kernspintomographie 44
  Untersuchungsverfahren, die für die MS-Diagnose
  geringere oder keine Bedeutung haben 50
  Aussagekraft der Untersuchungsverfahren 52
  Diagnostische Kriterien 53

7 Differentialdiagnose der MS (Unterscheidung von
  anderen Krankheitsbildern) 57

8 Mögliche Komplikationen der MS ... 61

9 Therapie der MS ... 63

Behandlung des akuten Schubes ... 64
Systemische Kortikosteroide (»Kortison«) ... 64
ACTH-Therapie (Synacthen) ... 66
Intrathekale Kortikosteroidtherapie ... 67
Längerfristige Beeinflussung des Krankheitsverlaufs mit Maßnahmen, die das Immunsystem unterdrücken (Immunsuppression) ... 67
Azathioprin (Imurek) ... 67
Cyclophosphamid (Endoxan) und Mitoxantron (Novantron) ... 69
Cyclosporin A (Sandimmun) ... 70
Interferone ... 70
15-Deoxyspergualin ... 71
Mehrfach ungesättigte Fettsäuren ... 72
Symptomatische Therapie ... 72
Medikamentöse Therapie der Spastik ... 73
Medikamentöse Therapie von Mißempfindungen, Schmerzen, Anfällen und Koordinationsstörungen ... 74
Behandlung der Blasenstörungen ... 74
Krankengymnastik (Physiotherapie) und Beschäftigungstherapie (Ergotherapie) ... 77
Entspannungstechniken ... 80
Hilfsmittel ... 80
Sonstige (u. a. auch unkonventionelle) Therapiemethoden ... 82
Methoden, die gesundheitsschädlich sein oder die MS verschlimmern können und deshalb auf keinen Fall zu empfehlen sind ... 82
Methoden, für die es weder eine wissenschaftliche Begründung noch eine nachgewiesene Wirkung auf den Verlauf der MS gibt und die keine oder nur geringe Nebenwirkungen haben ... 83
Methoden, die zwar den Verlauf der MS nicht beeinflussen, die aber allgemein gesundheitsfördernd sein können ... 84

Methoden, die einen wissenschaftlich begründeten Anspruch
haben, bei denen jedoch keine oder noch keine sichere Wirkung
auf den Verlauf der MS nachgewiesen werden konnte 85

10 Fragen im Alltag 87
   Temperatur 87
   Urlaub, Reisen 88
   Gymnastik, Sport 89
   Impfungen 89
   Ernährung 90
   Belastungen 91
   Operative Eingriffe, Narkosen, Zahnbehandlungen ... 92
   Nikotin, Alkohol und Medikamente 93
   Pausen 93
   Arbeit und Beruf, MdE und Schwerbehinderung 94
   Schwangerschaft, Empfängnisverhütung 95
   Arztkonsultation 97

11 Psychische Aspekte 101

12 DMSG (Deutsche Multiple-Sklerose-Gesellschaft) ... 105
   Adressen 106

13 Glossar 107

Sachregister 119

Vorwort

Die Multiple Sklerose (MS) ist in den westlichen Industrienationen inzwischen die häufigste entzündliche Erkrankung des Zentralnervensystems (ZNS). Der Name »multiple Sklerose« beinhaltet, daß an vielen Stellen (multipel) in der weißen Gehirn- und Rückenmarksubstanz im Krankheitsverlauf verhärtete (sklerotische) Herde auftreten können. Trotz zahlreicher wissenschaftlicher Untersuchungen ist die Ursache der Erkrankung noch nicht geklärt. Man kann bis heute nur Vermutungen darüber anstellen, warum die Markscheiden, die die Nervenzylinder im ZNS umgeben, vom körpereigenen Immunsystem attackiert werden, warum es im zeitlichen Verlauf zu akuten oder chronischen Verschlechterungen, zu Remissionen oder auch zu einem Stillstand der Erkrankung kommen kann. Für den Betroffenen hat die MS große Bedeutung, da sie ihn lebenslang begleiten, zu leicht- bis mäßiggradigen und, vor allem nach langjährigem Verlauf, auch zu schweren Behinderungen führen kann.

Die noch ungeklärte Ursache, der wechselhafte und oft nicht vorhersehbare Verlauf und das vielfältige klinische Erscheinungsbild der MS erschweren das Verständnis für die Erkrankung und lassen reichlich Raum für Spekulationen. Bei vielen Menschen verbinden sich mit der Diagnose MS nur die düsteren Assoziationen »unheilbar« und »schlechte Prognose«, zumal das Bild in der Öffentlichkeit (noch) überwiegend von schwerer betroffenen Patienten geprägt wird. Für den Patienten, seine Angehörigen und Bekannten stellen sich viele Fragen in bezug auf die Feststellung der Erkrankung, ihre Symptome, die Behandlung und den Verlauf. Da die MS zudem vorzugsweise bei Frauen und Männern im jüngeren Erwachsenenalter auftritt, kommen Probleme und Fragen hinzu, die Partnerschaft, Familienplanung und Ausbildung bzw. Berufstätigkeit betreffen.

Die langjährige Tätigkeit in der MS-Ambulanz der Neurologie der Universitätsklinik Homburg/Saar hat dem Autor gezeigt, daß die Patienten gerade zu Beginn der Erkrankung, nach Mitteilung der Diagnose, zahlreiche Fragen haben, daß viele Patienten aber auch nach längerem Verlauf immer wieder neu (z. B. durch angebliche Wundermittel und Wunderheiler) verunsichert und vor Probleme gestellt werden. Erfahrungsgemäß hilft es sehr, möglichst genau über die Art der Erkrankung, Sinn und Zweck von diagnostischen Verfahren und über Notwendigkeit, Chancen und Risiken verschiedener Behandlungsverfahren Bescheid zu wissen.

Dieses Buch möchte unter Berücksichtigung aller Aspekte auf die angeschnittenen Fragen verständlich und dem heutigen Wissen entsprechend Antwort geben. Die umfassende Darstellung gibt nicht nur dem Betroffenen und seinen Angehörigen, sondern auch vorinformierten Berufsgruppen, die MS-Patienten betreuen und behandeln, einen aktuellen Überblick. Dabei wird nicht verschwiegen, was noch in der Diskussion oder nicht genau bekannt ist. Der Betroffene soll jedoch nicht zusätzlich verunsichert werden, sondern überschaubare Informationen und praktische Hilfen erhalten, damit er auf seinem Weg mit der Erkrankung die Freiheiten und nicht nur die möglichen Einschränkungen erkennt. Es soll ihm verständlich gemacht werden, daß man die Erkrankung behandeln und den Verlauf beeinflussen kann, auch ohne die Ursache zu kennen. Er soll über die verschiedenen Verlaufsformen informiert werden und erfahren, daß die Diagnose MS in der Regel nicht einer baldigen Rollstuhlbedürftigkeit gleichzusetzen ist.

Da die MS bei jedem Patienten anders verläuft und es keine für alle Fälle festgelegte Behandlung gibt, kann und soll das Buch eine individuelle und regelmäßige Betreuung bei einem erfahrenen Neurologen in einer Praxis oder Klinik nicht ersetzen. Aber vielleicht kann es das Gespräch und das Verständnis zwischen Patient, Angehörigen, Hausarzt und Facharzt erleichtern und insbesondere dem Betroffenen helfen, besser mit seiner Erkrankung leben zu können.

Coburg, Januar 1994 *Heinrich Rüttinger*

1 Was versteht man unter MS?

MS ist die Kurzbezeichnung für Multiple Sklerose. Im klinischen Sprachgebrauch wird oft auch *Encephalomyelitis disseminata (ED)* gesagt. Die Ursache der Erkrankung ist noch nicht eindeutig geklärt. Der Begriff Encephalomyelitis disseminata beinhaltet, daß es sich um eine Entzündung (-itis) an vielen, verstreut liegenden (disseminierten) Stellen des Gehirns (Encephalon) und Rückenmarks (Myelon) handelt. Ältere Entzündungsherde können durch vermehrte Bindegewebseinlagerung verhärtet (griech.: skleros) erscheinen. Da diese vielen (multiplen), verhärteten (sklerotischen) Herde in der weißen Substanz des Gehirns den Ärzten bei den ersten Beschreibungen der Erkrankung im letzten Jahrhundert so charakteristisch erschienen, gaben sie ihr den Namen »multiple Sklerose«.

Gehirn und Rückenmark faßt man als *Zentralnervensystem (ZNS)* zusammen (Abb. 1-1). Die Nerven, die nach dem Austritt aus dem Gehirn oder Rückenmark bis zu den Organen (z. B. Muskeln, Haut) verlaufen, bilden das periphere Nervensystem. Im Gehirn und Rückenmark kann man bei Betrachtung mit dem bloßen Auge die *graue Substanz*, die überwiegend Nervenzellkörper enthält, von der *weißen Substanz*, die aus Nervenfaserbündeln besteht, unterscheiden (Abb. 1-2). Die Nervenfasern sind Ausläufer der Nervenzellen (Achsenzylinder oder Axone) mit den sie umgebenden Hüllen *(Markscheiden oder Myelinscheiden)*. Diese Myelinscheiden bestehen überwiegend aus eiweiß- und fetthaltigen Membranen. Sie stellen Ausläufer von bestimmten Zellen (sogenannten Oligodendrozyten) dar, die die Achsenzylinder abschnittsweise spiralig umwinden (Abb. 1-3).

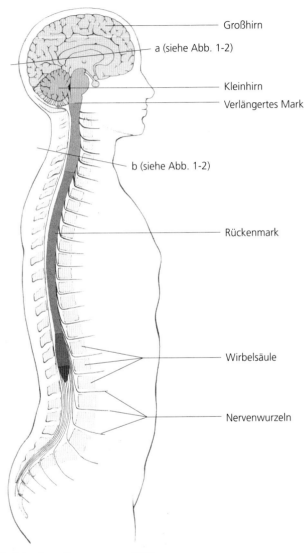

Abb. 1-1: Zentralnervensystem (ZNS)

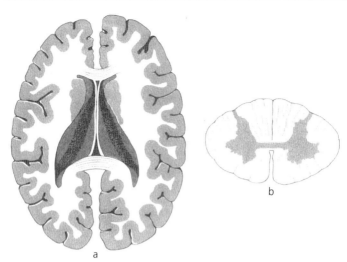

Abb. 1-2: Querschnitt durch das Gehirn (a) und das Rückenmark (b) mit Kennzeichnung der grauen und weißen Substanz

Die Axone können Impulse um so schneller weiterleiten, je dicker ihre Myelinscheide (Markscheide) ist. Während Nerven ohne Markscheide Impulse nur mit einer Geschwindigkeit von 0,5–2 m/s (entspricht maximal 0,5 km/h) leiten können, leiten die Fasern mit Markscheide je nach Dicke der Myelinscheide mit einer Geschwindigkeit von 10–120 m/s (entspricht maximal 33 km/h).

Bei der MS werden die Markscheiden durch eine Entzündung an einer oder mehreren Stellen zerstört. Dadurch kann die Nervenleitung verlangsamt oder unterbrochen werden. Handelt es sich um eine motorische Nervenfaser, die zu einem Muskel führt, so kann die beabsichtigte Bewegung nicht mehr so schnell und kräftig ausgeführt werden. Handelt es sich um den Sehnerv, so sieht der Patient verschwommen. Man bezeichnet die MS daher auch als entzündliche Entmarkungserkrankung des Zentralnervensystems, die an mehreren Stellen der weißen Substanz auftritt und die zeitlich in Schüben oder auch chronisch verlaufen kann.

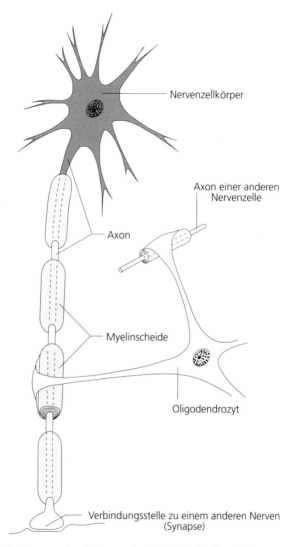

Abb. 1-3: Nervenzelle mit Axon und umhüllender Myelinscheide

Zusammenfassung
Bei der Multiplen Sklerose handelt es sich um eine entzündliche Entmarkungserkrankung des Zentralnervensystems, die in Schüben oder seltener auch chronisch fortschreitend verläuft und die zu einer Beeinträchtigung der Mark- oder Myelinscheiden an vielen Stellen der weißen Substanz von Gehirn und Rückenmark führt. Die Myelinscheiden umhüllen die Fortsätze der Nervenzellen und sind für die elektrische Isolierung und Beschleunigung der Impulsleitung wichtig.

2 Wie erklärt man sich die Entstehung der MS?

Das zahlenmäßige Vorkommen der MS ist auf der Erde von Region zu Region sehr unterschiedlich. Auffällig ist ein Nord-Süd-Gefälle auf der Nordhalbkugel. Mit zunehmender Entfernung vom Äquator nimmt die Häufigkeit der Erkrankung zu. Dies gilt z. B. für Europa, wo die Häufigkeit im Mittelmeerraum niedriger ist als in Mittel- und Nordeuropa. In den USA kommt die MS in den Südstaaten seltener vor als in den Nordstaaten. Umgekehrt findet sich auf der Südhalbkugel der Erde in Australien und Neuseeland eine Betonung im Südosten und auf Neuseeland, also ebenfalls in den äquatorfernen Regionen. Die genannten Gebiete, nämlich Mittel- und Nordeuropa, der Norden der USA (und südliche Teile von Kanada) sowie Neuseeland und der Südosten von Australien, gehören zu den Regionen mit einem hohen Erkrankungsrisiko; hier gibt es pro 100 000 Einwohner mehr als 30 Menschen, die an einer MS erkrankt sind (Abb. 2-1). Diese Zahl bezeichnet man auch als *Prävalenzrate*. Die MS ist offenbar überwiegend eine Erkrankung der weißen Bevölkerung. Die Regionen mit hohen Risiken wurden überwiegend von Europa aus besiedelt. Schwarzhäutige in Zentralafrika erkranken nach bisherigen Erkenntnissen nicht an einer MS. Schwarzhäutige in den USA können dagegen erkranken, wenn auch seltener als die weiße Bevölkerung. Bei Eskimos und Indianern kommt die MS angeblich nicht vor.

Das unterschiedliche Vorkommen der MS kann darauf hinweisen, daß sowohl eine *erbliche Veranlagung* (genetische Disposition) als auch ein *Umweltfaktor* bei der Auslösung der Erkrankung eine Rolle spielt.

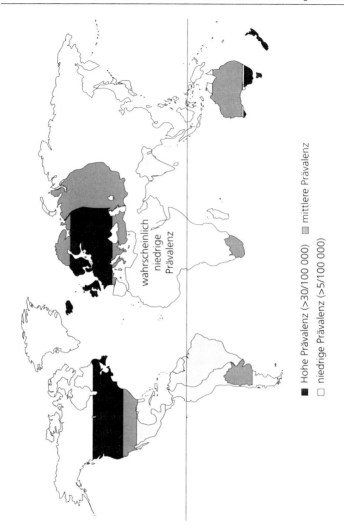

Abb. 2-1: Häufigkeitsverteilung der MS auf der Erde

Hinweise hierfür ergaben auch Untersuchungen an größeren Bevölkerungsgruppen, die von einer Region mit hohem in eine mit niedrigem Erkrankungsrisiko gezogen sind. Dabei hat sich gezeigt, daß das Alter zum Zeitpunkt des Wohnortwechsels für das Erkrankungsrisiko entscheidend ist. Menschen, die nach dem 15. Lebensjahr umziehen, behalten die Erkrankungswahrscheinlichkeit ihres Ursprungslandes. Bei Umzug vor dem 15. Lebensjahr nähert sich das Erkrankungsrisiko der neuen Region an. Daraus kann man schließen, daß der Umweltfaktor, der zum Ausbruch der MS beiträgt, vor dem 15. Lebensjahr einwirken muß.

Es wurden so verschiedene Punkte wie z. B. die Länge der täglichen Sonnenscheindauer, die Nahrung, das Niveau der Zivilisation und der Industrialisierung, der soziale Status usw. diskutiert. Doch für alle diese äußeren Einflüsse gibt es nicht nur plausible stützende Argumente, sondern genauso einleuchtende Gegenargumente.

Am meisten wird heute die mögliche Rolle einer *Virusinfektion* im späten Kindes- oder Jugendalter diskutiert. Viren können nicht nur akute Erkrankungen wie z. B. eine Grippe oder Masern hervorrufen, sondern auch chronische Infektionen. Sie können auch in bestimmten Zellen des Gehirns ganz oder teilweise überleben, ohne daß sie von der körpereigenen Abwehr (Immunabwehr) ausgeschaltet werden. Dennoch können sie auch im letzteren Fall Krankheitsprozesse auslösen oder unterhalten, eventuell sogar noch nach Jahren *(slow virus)*. In der Regel führt die Infektion mit einem Virus zu bestimmten Veränderungen im Körper (Bildung von Antikörpern, Gedächtniszellen), so daß bei erneutem Kontakt mit dem Virus dieses sofort unwirksam gemacht werden kann. Die erhöhten, gegen einen speziellen Erreger gerichteten krankheitsspezifischen Antikörper kann man z. B. im Blut nachweisen. Bei MS-Patienten findet man zwar im Blut und Nervenwasser (siehe S. 41) im Vergleich mit der gesunden Bevölkerung zum Teil erhöhte Antikörperwerte gegen das Masernvirus, oft auch gegen andere Viren; es ist bis jetzt jedoch nicht gelungen, ein bestimmtes Virus als Ursache für die MS nachzuweisen. Vorstellbar wäre, daß durch eine Virusinfektion eine Entmarkungserkrankung nur angeregt oder ausgelöst wird, die dann nach eigenen Gesetzen weiterläuft.

Auch die Tatsache, daß die MS besonders in Ländern mit höherer Industrialisierung auftritt und in höheren sozialen Schichten etwas häufiger sein soll, ließe sich mit einer Virusinfektion vereinbaren. Als Erklärung sieht man an, daß durch bessere hygienische Bedingungen der Erstkontakt mit dem Virus nicht im Säuglings- oder Kleinkindesalter, sondern erst im späten Kindes- und Jugendalter zustande kommt und daß dann der Körper und das Virus anders miteinander reagieren.

Schon der erwähnte Befund, daß die MS bei bestimmten Völkern bevorzugt auftritt, weist auf eine *erbliche Komponente* hin. Wenn die Vererbung jedoch eine größere Rolle spielen sollte, dann müßten Verwandte von MS-Patienten auch häufiger von einer MS betroffen sein. Dies ist auch in begrenztem Umfang der Fall. Für Geschwister ist das relative Risiko 6- bis 22fach erhöht. Diese auf den ersten Blick großen Zahlen relativieren sich aber, wenn man sich klarmacht, daß absolut gesehen nur 0,5–1,5 % der Geschwister von MS-Patienten selbst von der Erkrankung betroffen sind. Alle anderen Verwandten liegen mit dem Erkrankungsrisiko deutlich unter 1 %. Für Nichtverwandte in Mitteleuropa liegt das Risiko bei knapp einem Promille (siehe Kap. 3).

Im Rahmen der Organverpflanzungen in den letzten Jahren wurden Erbanlagen bekannt, die für die Annahme oder Abstoßung des Fremdorgans verantwortlich sind (Transplantatantigene). Diese Anlagen, die man beim Menschen als HLA-System bezeichnet, sind ein Teil des körpereigenen Abwehrsystems (Immunsystem). Bei den Patienten mit MS in Mittel- und Nordeuropa findet man bestimmte Erbanlagen häufiger als in der Normalbevölkerung (z. B. HLA DR2, DW2, B7, A3). Hieraus kann man auf eine gewisse erbliche Veranlagung schließen. Wer z. B. den Faktor HLA DR2 als Anlage mitbekommen hat, hat ein etwa vierfach erhöhtes Risiko, an MS zu erkranken, d. h. ein Risiko von ca. 1 : 250.

Die Forschungsergebnisse sprechen dafür, daß nicht die Erkrankung selbst vererbt wird, sondern eine Krankheitsbereitschaft oder vielleicht eine bestimmte Reaktionsform des körpereigenen Immunsystems auf äußere Faktoren.

Das Immunsystem dient normalerweise dazu, den Körper vor Erregern (z. B. Bakterien, Viren und fremden Stoffen) zu schützen. Gelegentlich kommt es vor, daß der Körper im Rahmen einer Erkrankung eigenes Gewebe als fremd einstuft und gegen dieses fälschlicherweise mit einer Immunantwort reagiert; dies bezeichnet man als *Autoimmunreaktion*. Eine derartige fehlerhafte Reaktion spielt vermutlich bei der MS eine Rolle.

In einem Tiermodell kann man eine experimentelle Autoimmunerkrankung, die der MS in vielem ähnlich ist, mit der Injektion eines bestimmten Eiweißkörpers der Markscheide (dem sogenannten basischen Myelinprotein) auslösen. Trotz dieser Ähnlichkeiten weiß man bis heute noch nicht, gegen welche Eiweißkörper der Markscheide oder der Oligodendrozytenoberfläche (siehe Abb. 1-3) sich diese Reaktion bei der MS eventuell richtet.

Bestimmte weiße Blutkörperchen, sogenannte Lymphozyten, die zum Immunsystem gehören, können nach Aktivierung die Schranke zwischen dem Blut und dem Gehirn (Blut-Hirn-Schranke) durchdringen, sich in der Umgebung kleiner Venen ansammeln und zu einer Entzündung führen. Diese Entzündung, die mit einer Schwellung verbunden ist, kann in leichten Fällen zu einer vorübergehenden, in schweren Fällen durch Zerstörung der Markscheide zu einer dauerhaften Beeinträchtigung der Impulsleitung führen. Die zerstörten Markscheiden werden von Freßzellen (sogenannten Makrophagen) abgeräumt. Lange Zeit hat man angenommen, daß sich die zerstörten Markscheiden im Gehirn und Rückenmark nicht mehr erneuern können. Inzwischen weiß man, daß die Zellen, deren Ausläufer die Markscheiden bilden, in begrenztem Umfang neue Hüllen um die Nervenfasern bilden können.

Zusammenfassung

Die Ursache der MS ist nicht genau bekannt. Es wird angenommen, daß mehrere Faktoren zusammentreffen müssen, damit es zu der Erkrankung kommen kann (multifaktorielle Entstehung). Der Anteil der einzelnen Faktoren an der Entstehung kann dabei von Patient zu Patient unterschiedlich sein. Am besten untersucht ist die letzte Strecke im Entstehungsprozeß, nämlich eine vom körpereigenen Immunsystem gesteuerte Entzündung, die zu einer Zerstörung der Myelinscheiden im Zentralnervensystem führt (Autoimmunprozeß). Ein Teil der Ursachen für diese Fehlreaktion des Immunsystems liegt vermutlich vor der Pubertät. Es ist ein Einfluß äußerer Faktoren anzunehmen, wobei einer Virusinfektion die größte Bedeutung beigemessen wird. Daneben spielen erbliche Faktoren eine Rolle (Veranlagung, Disposition).

3 Wen betrifft die MS? (Häufigkeit, Geschlechtsverteilung, Erkrankungsalter)

Die MS kommt auf der Erde in unterschiedlicher *Häufigkeit* vor. In den westlichen Industrienationen ist die MS inzwischen die häufigste entzündliche Erkrankung des Zentralnervensystems. Mittel- und Nordeuropa und somit auch die Bundesrepublik Deutschland gehören zu den Regionen mit einem hohen Erkrankungsrisiko. In Deutschland ist mit etwa 80000 MS-Patienten zu rechnen. Frauen sind etwas häufiger betroffen als Männer, und zwar in etwa im Verhältnis von 3:2 bis 2:1. Außer in der Häufigkeit unterscheidet sich die Erkrankung ansonsten zwischen Männern und Frauen nicht. Jährlich erkranken in der BRD vier Menschen von 100000 neu an MS; dies bezeichnet man als *Inzidenzrate*.

Der *Erkrankungsbeginn* liegt meist im frühen Erwachsenenalter. Ungefähr zwei Drittel aller Patienten erkranken zwischen dem 20. und 40. Lebensjahr, 95% zwischen dem 15. und 55. Lebensjahr. Im Durchschnitt liegt der Erkrankungsbeginn um das 30. Lebensjahr (Abb. 3-1).

Wenn die Erkrankung erst im höheren Erwachsenenalter festgestellt wird, muß man überlegen, ob frühere Krankheitszeichen vergessen oder auch nicht eindeutig bewertet worden sind. Bei den 20% der Patienten, bei denen die Erkrankung nicht in Schüben, sondern von Beginn an schleichend chronisch verläuft (siehe Kap. 5), liegt der Erkrankungsbeginn meist zwischen dem 30. und 50. Lebensjahr.

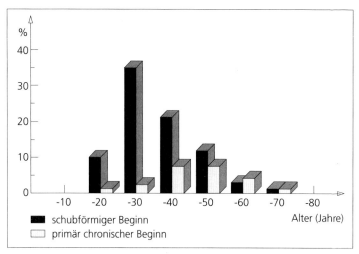

Abb. 3-1: Erkrankungsalter von 415 repräsentativen Patienten (MS-Ambulanz Homburg/Saar)

Zusammenfassung
Mittel- und Nordeuropa gehören zu den Regionen mit hoher MS-Häufigkeit. In der BRD beträgt die Prävalenz knapp 100, d. h. es ist fast ein Promille der Bevölkerung betroffen mit leichtem Überwiegen des weiblichen Geschlechts. Die Erkrankung beginnt meist zwischen dem 15. und 55. Lebensjahr, in über zwei Drittel der Fälle zwischen dem 20. und 40. Lebensjahr.

4 Wie kann sich die MS äußern?

Die MS kann ein breites Spektrum von Symptomen (Krankheitszeichen) und Beschwerden hervorrufen, je nachdem wo die Entzündungsherde im Gehirn oder Rückenmark liegen. Es gibt kein Symptom, das spezifisch für eine MS ist; es gibt jedoch eine Reihe typischer Symptome, insbesondere wenn sie in einer bestimmten Kombination oder in einer bestimmten zeitlichen Reihenfolge eintreten. Es ist wichtig zu wissen, daß die im folgenden beschriebenen Krankheitszeichen bei einem großen Teil der Patienten nur vorübergehend auftreten und daß auch kein Patient alle Symptome bekommt.

Relativ häufig kommt es, vor allem bei jüngeren Patienten mit schubförmigem Krankheitsbeginn, zu einer *Entzündung des Sehnervs (Optikusneuritis, Retrobulbärneuritis)*. Der oder die Betroffene merkt manchmal einige Tage vorher ein Druckgefühl hinter dem Auge und dann ein schnelles Absinken der Sehkraft. Besonders häufig wird angegeben, daß man wie durch einen Schleier oder ein Milchglas sehen würde. Dies kann einige Wochen anhalten. Der Patient sieht nichts, und der Arzt sieht nichts, was bedeutet, daß der Augenarzt im Auge selbst nichts Auffälliges finden kann.

Als weitere Augensymptome können z. B. Doppelbilder, Einschränkungen der Blickbewegungen und unwillkürliche ruckartige Augenbewegungen (sogenannter Nystagmus) auftreten. Den Nystagmus kann der Patient bei stärkerer Ausprägung manchmal selbst dadurch bemerken, daß in bestimmten Blickrichtungen die Gegenstände unscharf oder kurzfristig doppelt auftreten. Häufiger läßt sich ein Nystagmus nur vom Arzt bei der Untersuchung feststellen.

Gefühlsstörungen treten sowohl zu Beginn der Erkrankung als auch im weiteren Verlauf häufig auf; insgesamt sind mehr als die Hälfte der Patienten davon betroffen. Die Empfindung für Berührung kann herabgesetzt oder verändert sein. Manche Patienten geben z. B. an, Reize wie durch eine zweite Haut oder einen Strumpf zu empfinden, wobei sie oft durchaus unterscheiden können, ob etwas warm oder kalt, spitz oder stumpf, schmerzhaft oder angenehm ist. Es kann ein Kribbeln und Ameisenlaufen auftreten, ein Bandgefühl um Gelenke oder den Rumpf, das Gefühl, eingeschlafene Hände und Füße zu haben. Viele Patienten kennen zumindest zeitweise beim Vorbeugen des Kopfes das elektrisierende Gefühl entlang des Rückens (sogenanntes Lhermitte-Zeichen). Die Gefühlsstörungen und Mißempfindungen können überall auftreten, am häufigsten jedoch an den Beinen. Sie sind oft unregelmäßig begrenzt und an den Füßen betont.

Die Störung, die im Verlauf einer MS bei vielen Patienten immer mehr in den Vordergrund tritt und meist auch das Maß der Gesamtbehinderung entscheidend bestimmt, betrifft das *motorische System*, also Muskelkraft und Muskelspannung. Zu Beginn der Erkrankung sind etwa ein Drittel der Patienten betroffen, im Gesamtverlauf sind es etwa vier Fünftel. Bei leichten Symptomen bemerken die Patienten, daß die Beine nach längerem Gehen schwerer werden, am Boden kleben, daß die Bewegungen langsamer werden und daß schnelle Bewegungen schwerfallen, daß Bergaufgehen und Treppensteigen mühsamer werden. Bei deutlicherer Symptomatik können die Beine zunehmend steifer und schwächer werden. Die Beine können beim Gehen eventuell am Boden schleifen; eventuell muß ein Bein nachgezogen werden. Die Patienten bleiben eher an Bodenunebenheiten hängen. Auch ermüden die Muskeln bei Belastung leichter. Schwäche (Parese) und Steifigkeit (Spastik, Tonuserhöhung) können vorübergehend um so deutlicher in Erscheinung treten, je länger und je schneller die Muskulatur belastet wird. Die Spastik ist weiterhin von vielen äußeren Faktoren wie Streß, Witterung, Schmerzen usw. beeinflußbar.

Die motorische Störung ist in der Regel an den Beinen am stärksten, meist auch asymmetrisch. An den Armen kann auch ohne grobe Lähmung die Feinmotorik beeinträchtigt sein, so daß feine schnelle Bewegungen mit den Fingern nicht mehr so gut ausgeführt werden können.

Ist die Steifigkeit stärker ausgeprägt, so kann es an den Beinen zu einem sogenannten Klonus kommen, am häufigsten zu einem Fußklonus. Dieser äußert sich in einer vorübergehenden rhythmischen Zuckung des Fußes, die nicht vom Willen zu beeinflussen ist. Ausgelöst wird sie z. B. durch eine kurzfristige Dehnung des Wadenmuskels (z. B. beim Hochheben des Fußes). Bei leichten Fällen kann die Zuckung oder das Zittern des Fußes nach einigen Schlägen von alleine aufhören, bei stärkergradiger Störung hört die rhythmische Zuckung erst wieder auf, wenn der Fuß in eine andere Stellung gebracht wird (z. B. durch Senken des Fußes).

Das *Gleichgewicht* wird von verschiedenen Stellen im Körper gesteuert. Um sicher zu gehen, benötigt man das Kleinhirn, um den Bewegungsablauf harmonisch durchzuführen und zu koordinieren; den Lagesinn, um zu wissen, wo die Füße stehen, und für die Orientierung im Raum das Gleichgewichtsorgan im Innenohr (Vestibularorgan). Hinzu kommt das Auge, das z. B. eine Störung des Lagesinns gut ausgleichen kann, so daß sich ein gestörter Lagesinn vor allem im Dunkeln oder beim Gehen mit geschlossenen Augen bemerkbar macht.

Bei der MS sind Gleichgewicht und Koordination am häufigsten und schwerwiegendsten dann beeinträchtigt, wenn das Kleinhirn miterkrankt ist. Eine solche Störung bezeichnet man als *zerebelläre Ataxie* (Kleinhirn: Cerebellum). Für den Betroffenen kann dies Zittern, Schwindel, Trunkenheitsgefühl und Unsicherheit bedeuten. Der Patient geht eventuell breitbeiniger, damit er eine größere Standfläche hat. Bewegungen können nicht mehr so zielsicher und genau ausgeführt werden, sie können überschießend sein. Ein Zittern, das zunimmt, wenn man z. B. etwas greifen möchte, nennt man Intentionstremor. Gelegentlich sind auch die Sprechmuskeln betroffen, so daß dann der Sprachfluß oder die genaue Aussprache gestört sind

(Dysarthrie). Dies führt jedoch nur bei wenigen Patienten zu einer merklichen Beeinträchtigung.

Die wichtigste Störung im Bereich des autonomen oder vegetativen Nervensystems betrifft die *Blasenfunktion*. Die Häufigkeit, mit der die Blase gestört ist, zeigt dabei eine gewisse Beziehung zur allgemeinen Behinderung, vor allem zum Ausmaß der Spastik. Am häufigsten leiden die Patienten unter einem sogenannten imperativen Harndrang, d. h. sie müssen häufig kleine Urinmengen entleeren, und sie verspüren einen Harndrang, dem sie schnell nachgeben müssen. Gelegentlich, meist jedoch erst nach langjähriger und schwerer Erkrankung, kann es dazu kommen, daß die Blasenentleerung nicht mehr willkürlich kontrolliert werden kann. Umgekehrt haben manche Patienten Schwierigkeiten, die Harnblase zu entleeren; dabei kann der Beginn der Blasenentleerung verzögert sein und eine zu große Restharnmenge in der Blase verbleiben. Der Stuhlgang kann im Sinne einer Verstopfungsneigung (Obstipation) erschwert sein. Hierbei handelt es sich jedoch nicht nur beim MS-Kranken um ein häufiges Symptom, das auch durch mangelnde Bewegung, einseitige, ballaststoffarme Ernährung und Abführmittelmißbrauch verstärkt werden kann.

Probleme im Sexualleben sind in der Häufigkeit und Bedeutung schwieriger als andere Symptome zu bewerten, da Patient und Arzt über dieses Thema oft nicht frei sprechen. Bei Männern mit einer MS kann es zu einer Verminderung der Potenz kommen, d. h. Erektionsfähigkeit und Ejakulationsfähigkeit (Samenerguß) können abnehmen; seltener kann auch die Libido, also das sexuelle Verlangen, herabgesetzt sein. Bei Frauen können auch die Fähigkeit zum Orgasmus oder die Libido vermindert sein. Bei sexuellen Problemen vor allem jüngerer oder kaum behinderter MS-Patienten sind sicher auch psychische Probleme zu berücksichtigen, wobei unbewußte Ängste, Aggressionen und Schuldgefühle eine Rolle spielen können. Ein offenes und vertrauensvolles Gespräch mit dem Partner, eventuell auch mit dem behandelnden Arzt, kann schon ein erster Schritt zur Bewältigung solcher Probleme sein.

Die MS beeinträchtigt normalerweise nicht die Intelligenz, das logische Denken oder die Orientierung. Eine Erkrankung, die jedoch das Gehirn selbst betrifft, kann andererseits Auswirkungen auf die Leistungsfähigkeit des Gehirns haben; und eine Erkrankung, die das Gehirn selbst betrifft, wird sicher auch vom Betroffenen und von der Umwelt anders verarbeitet als eine langdauernde Erkrankung z. B. des Darms oder der Gelenke. Wie sich der Betroffene mit der Erkrankung auseinandersetzt, hängt von seiner Persönlichkeit ab und wird vom Verlauf der Erkrankung mitbestimmt. Zu Beginn der Erkrankung, nach Mitteilung der Diagnose, sind Unsicherheit, Angst, Sorge und vielleicht auch depressive Verstimmungen verständliche Reaktionen. Dagegen ist eine gehobene Grundstimmung (»Euphorie«), die man früher als typisch für eine MS angesehen hat, seltener anzutreffen. Nur bei Patienten mit langdauernder Erkrankung oder relativ schwerer Behinderung erscheint die Stimmung manchmal besser, als der Außenstehende nachvollziehen oder verstehen kann. Dies kann zum Teil aber auch ausdrücken, daß der Betroffene die Erkrankung akzeptieren und mit ihr leben kann.

Nicht alle Symptome sind direkt zu sehen oder bei der Untersuchung festzustellen. Relativ wichtig sind die leichtere Erschöpfbarkeit und schnellere Ermüdbarkeit im Tagesablauf. Dies kann auch für Patienten zutreffen, die nicht oder nicht wesentlich körperlich behindert sind. Berufstätige Patienten berichten beispielsweise, daß sie nach einer halb- oder ganztägigen Beschäftigung erschöpft sind und eine längere Erholungspause als früher benötigen, daß sie die anstrengende körperliche oder geistige Arbeit nicht mehr so gut und ausdauernd verrichten können. Hierbei kann es vorkommen, daß bei stärkerer Erschöpfung frühere oder kaum merkliche Symptome vorübergehend etwas deutlicher werden.

Schmerzen gehören nicht zu den typischen Krankheitszeichen einer MS. Ein schmerzhafter Tick des Gesichtsnervs (Trigeminusneuralgie) tritt bei 1–2 % der Patienten auf; besonders charakteristisch für eine MS ist ein gelegentliches beidseitiges

Auftreten. Etwas häufiger kommen unangenehme Mißempfindungen bei Gefühlsstörungen und schmerzhafte Muskelverspannungen bei Spastik und Fehlhaltungen vor.

Die genannten Symptome treten nur bei einem Teil der Patienten auf, oft auch nur vorübergehend oder in leichter Ausprägung. Daneben können bei MS-Patienten auch zufällig Krankheiten wie bei der übrigen Bevölkerung auftreten, so daß man nicht immer alle Beschwerden und Krankheitszeichen auf die MS beziehen kann. Bei einigen seltenen Symptomen ist ein Kausalzusammenhang mit der MS strittig; so entspricht z. B. die Häufigkeit für das Auftreten einer Epilepsie mit ca. 1% (gelegentliche Angaben 1–2%) weitgehend dem allgemeinen Erkrankungsrisiko.

Zusammenfassung
Die MS kann eine Vielzahl verschiedener Symptome hervorrufen. Je nachdem, an welcher Stelle der weißen Substanz des ZNS die Entzündungsherde liegen, können Sehstörungen, Gefühlsstörungen, motorische Störungen, Koordinationsstörungen, Blasenstörungen usw. auftreten. Für den Patienten sind längerfristig vor allem eine Spastik und/oder eine Ataxie von Bedeutung.

5 Wie ist der Verlauf der MS?

Die MS ist nicht nur in ihrem Erscheinungsbild sehr variabel, sondern auch in ihrem *zeitlichen Verlauf*. Man unterscheidet akute Verschlechterungen *(Schübe)* von chronischen. Von einem Schub spricht man, wenn neue Symptome auftreten und länger als 24 Stunden andauern oder wenn frühere Symptome sich nach mindestens einmonatigem Abstand wieder deutlich verstärken. Vorübergehende Verschlechterungen im Befinden, z. B. im Rahmen einer Erkältung oder einer Übermüdung, bewertet man dagegen nicht als Schub. Die Besserung nach einem Schub bezeichnet man als Remission. Von einer chronischen Verschlechterung spricht man, wenn Krankheitszeichen langsam über Wochen oder Monate zunehmen.

Treten bei einem Patienten wiederholt Schübe auf, die sich vollständig zurückbilden, so spricht man von einem *schubförmigen* Krankheitsverlauf. Bilden sich die Schübe jeweils nur unvollständig zurück, so bezeichnet man den Verlauf als schubförmig progredient. Bei einem Teil dieser Patienten kann es nach mehreren Schüben zu einer schleichenden chronischen Verschlechterung kommen, der Verlauf wird *sekundär chronisch*. Diese bis jetzt genannten Verlaufsformen umfassen 80 % aller Patienten, d. h. bei den meisten MS-Patienten beginnt die Krankheit schubförmig. Bei etwa 20 % aller MS-Patienten beginnt die Erkrankung dagegen *primär chronisch*, d. h. die Beschwerden oder Symptome entwickeln sich von vornherein langsam und allmählich über mehrere Wochen oder Monate, zum Teil auch Jahre (Abb. 5-1).

Das durchschnittliche Erkrankungsalter ist bei schubförmigem Verlauf niedriger als bei primär chronischem Verlauf. Das

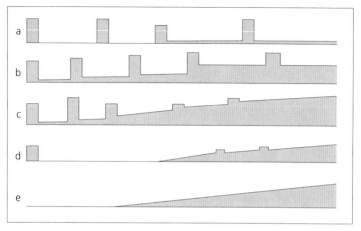

Abb. 5-1: Schematische Darstellung möglicher Verlaufsformen der MS

heißt, Jugendliche oder jüngere Erwachsene erkranken eher schubförmig. Beginnt die MS dagegen im höheren Erwachsenenalter, so verläuft sie eher chronisch (siehe Abb. 3-1, S. 26).

Da die Zahl der Schübe allein nicht viel über den Schweregrad der Erkrankung aussagt, hat man zusätzlich den Begriff der *Progression* eingeführt. Diese drückt aus, um wieviel sich die Behinderung (die man meist mit bestimmten Skalen mißt) pro Jahr verändert. Je geringer die Progression ist, desto günstiger ist somit der Verlauf. Die Progression ist bei schubförmigem Verlauf im Schnitt niedriger als bei chronischem Verlauf. Ebenso ist der Verlauf bei frühem Erkrankungsbeginn günstiger als bei spätem Erkrankungsbeginn. Dies ist zum Teil darauf zurückzuführen, daß bei späterem Erkrankungsbeginn häufiger ein chronischer Verlauf mit etwas höherer Progression zu erwarten ist.

Doch nicht nur die Verlaufsform erlaubt eine Aussage über die Prognose. Oft kann man auch aus den anfänglichen Symptomen und dem Verlauf in den ersten Jahren etwas über den weiteren Krankheitsverlauf sagen. So spricht beispielsweise der schubförmige Beginn mit einer Sehnervenentzündung oder mit Gefühlsstörungen, wenn sich die Symptome jeweils gut zurückbilden, für einen eher gutartigen Verlauf der MS. Dagegen ist es erfahrungsgemäß nicht so günstig, wenn schon zu einem frühen Zeitpunkt eine Spastik (Steifigkeit, Schwäche) und eine Kleinhirnataxie nachweisbar sind, vor allem wenn sich diese Symptome über einen längeren Zeitraum entwickelt haben. Diese beiden Symptome können zusammen zu einem steifen und breitbeinig unsicheren (d. h. spastisch-ataktischen) Gang führen.

Während die MS bei jungen Personen mit schubförmigem Verlauf oft wechselnde und vielfältige Symptome zeigen kann, ist die Symptomatik bei primär chronischem Verlauf meist einförmiger. Vor allem bei Erkrankungsbeginn nach dem 40. Lebensjahr steht oft eine allmählich sich entwickelnde Spastik im Vordergrund, die mehr oder weniger asymmetrisch ist.

Die Zugehörigkeit zu einer bestimmten Verlaufsform ist nicht mit einer festen Prognose gleichzusetzen. Wenn man viele MS-Patienten über mehrere Jahre begleitet hat, kann man aus dem Befund und dem bisherigen Verlauf bei einem Patienten die weitere Entwicklung oft ausreichend einschätzen. Die Prognose ist nicht nur für den Betroffenen wichtig (z. B. bezüglich beruflicher und familiärer Situation), sondern auch für den behandelnden Arzt, da sich die Intensität der Behandlung und der Zeitpunkt bestimmter Behandlungsmaßnahmen auch nach diesen Gesichtspunkten richten müssen.

Noch vor wenigen Jahrzehnten hat man die durchschnittliche Prognose der MS deutlich schlechter beurteilt, als man es heute tut. Dies kann verschiedene Gründe haben. Leichte oder gutartige Fälle konnte man früher nicht so gut feststellen. Man behandelt die Erkrankung heutzutage vermutlich konsequenter, vor allem kann man eventuelle Komplikationen (z. B. Infektionen) besser behandeln. Aber vielleicht hat sich auch der grundsätzliche Krankheitsverlauf zum Positiven gewandelt. Die Feststellung einer MS bedeutet daher heute nicht einen grundsätzlichen schlechten Verlauf und eine baldige schwere Behinderung. Etwa bei 20 % der Patienten ist der Verlauf so gutartig, daß auch nach 10 oder 15 Jahren der Erkrankung keine ernsthafte Behinderung vorhanden ist und die täglichen Aktivitäten ohne wesentliche Einschränkung durchgeführt werden können. Manche Ärzte geben sogar einen gutartigen Verlauf bei 30–40 % der Betroffenen an.

Zusammenfassung

Die MS zeigt sowohl im zeitlichen Verlauf als auch im möglichen Schweregrad eine sehr große Variationsbreite. Von Betroffenen mit wenigen, voll rückbildungsfähigen Schüben, die auch nach vielen Jahren der Erkrankung unbehindert sind, gibt es fließende Übergänge zu Betroffenen mit häufigeren Schüben, die nach 10 bis 20 Jahren der Erkrankung merklich behindert sind, bis zu wenigen Patienten, bei denen die Erkrankung relativ schnell schubförmig oder chronisch progredient zu einer deutlichen Funktionsstörung führt. Aus den Symptomen und dem Verlauf in den ersten Jahren kann man ungefähr auf die längerfristige Prognose schließen. Der Verlauf ist erfahrungsgemäß günstig, wenn bei jungen Patienten zu Beginn Schübe mit Sehstörungen oder sensiblen Störungen auftreten, die eine vollständige Remission zeigen. Spastik und Ataxie schon zu einem frühen Zeitpunkt und ein chronisch-progredienter Verlauf sind dagegen nicht so günstige Faktoren. Bei etwa 80 % der Patienten beginnt die Erkrankung schubförmig, bei etwa 20 % primär chronisch. Beim primär chronischen Verlauf liegt der Erkrankungsbeginn im Durchschnitt etwas später als bei schubförmigem Beginn.

6 Wie diagnostiziert man eine MS?

Der Betroffene, bei dem der Verdacht auf eine MS besteht oder geäußert worden ist, möchte sicher wissen, welche Untersuchungen man aus welchen Gründen durchführt, wie man die Erkrankung nachweisen oder ausschließen kann und wie sicher die Verfahren sind.

Anamnese und neurologischer Befund

An erster Stelle sollte immer die Erhebung der Krankengeschichte *(Anamnese)* durch den behandelnden Arzt stehen. Dabei muß dieser nicht nur nach den aktuellen Beschwerden fragen, sondern gezielt auch nach eventuellen früheren Symptomen. Zum Beispiel sind vorübergehende Sehstörungen, die auf eine Sehnervenentzündung hinweisen können, sehr wichtig. Da diese jedoch viele Jahre zurückliegen können und der Patient deswegen vielleicht beim Augenarzt und nicht bei einem Nervenarzt oder Neurologen in Behandlung war, werden sie leicht vergessen (zumal der Augenarzt eventuell gesagt hat, am Auge könne er nichts Auffälliges finden).

Nach der Anamnese folgt in der Regel eine gründliche *neurologische Untersuchung*, die jeder Patient, der bei einem Nervenarzt oder einem Neurologen war, sicher schon mitgemacht hat. Der Arzt beurteilt den Stand, das Gangbild, das Gehen auf einer Linie (sogenannter Seiltänzergang) mit offenen oder geschlossenen Augen und, falls möglich, auch das Hüpfen auf einem Bein. Er prüft die Muskelkraft, die Muskelspannung durch passive Bewegung der Arme und Beine mit unterschiedlicher Schnelligkeit und auch das Zusammenspiel der einzelnen Muskelgruppen. Die Reflexe werden mit dem Reflexhammer ausgelöst. Bei der MS sind die Muskelreflexe häufig übermäßig stark auslösbar (gesteigert), vor allem an den Beinen. Die Bauchhautreflexe, die man z. B. durch leichtes Bestreichen der Bauchdecken mit einem Nadelrad auslösen kann, fehlen dagegen oft. Durch kräftiges Bestreichen des äußeren Fußsohlenrandes wird der sogenannte Babinski-Reflex geprüft, der normalerweise nicht auslösbar ist. Bei einer Störung der motorischen Bahn im Gehirn oder Rückenmark (Pyramidenbahn) kann es als Reaktion zu einer Bewegung der Großzehe nach oben kommen, die dann meist in Verbindung mit einer Steifigkeit der Beine steht (positiver Babinski-Reflex, Pyramidenbahnzeichen). Die Zielgenauigkeit und Zielsicherheit werden z. B. mit Hilfe des Finger-Nase-Versuchs (im großen Bogen auf die Nase zielen), dem Fingernachzeigeversuch (dem Finger des Arztes schnell nachfahren) oder dem Knie-Hacken-Versuch (mit einer Ferse auf das andere Knie zielen oder der Schienbeinkante entlangfahren) untersucht.

Die Sensibilität wird vom Arzt an den verschiedenen Körperteilen geprüft. Da nicht immer alle Gefühlsqualitäten gleichmäßig gestört sind, müssen diese einzeln getestet werden: das Berührungsempfinden durch Bestreichen der Haut mit den Händen, das Schmerzempfinden durch Kneifen der Haut, das Temperaturempfinden durch Berühren mit kalten und warmen Gegenständen, das Lageempfinden durch passive Bewegung z. B. der Großzehe, das Vibrationsempfinden durch Aufsetzen einer schwingenden Stimmgabel an einem Knochenvorsprung. Der Arzt kann auch fragen, ob Zahlen, die auf die Haut geschrieben werden, erkannt werden können. Die zwölf Hirnnerven, die vor allem den Kopf-Hals-Bereich versorgen, werden einzeln geprüft. Dabei wird z. B. darauf geachtet, ob die Augen normal bewegt werden können oder ob unwillkürliche Augenbewegungen (Nystagmus) vorhanden sind. Der Arzt schaut auch mit einem Augenspiegel in das Auge, wo er die Papille, den Eintrittspunkt des Sehnervs am Augenhintergrund, beurteilt. Nach einer Sehnervzündung kann z. B. der äußere (temporale) Anteil der Papille etwas blasser als normal sein (temporale Papillenabblassung).

Es können hier nicht alle neurologischen Untersuchungsmethoden aufgezählt und erklärt werden; dies ist auch nicht notwendig. Der Patient, der untersucht wird, sollte jedoch verstehen, daß immer eine vollständige neurologische Untersuchung »von Kopf bis Fuß« notwendig ist, auch wenn er nur wegen eines Kribbelns in der Hand oder wegen einer Sehstörung zum Arzt geht; denn der Arzt muß nach weiteren Störungen suchen, die für den Patienten nicht oder noch nicht zu merken sind. Außerdem liegt der Ort der Störung meist nicht dort, wo der Patient Symptome verspürt, sondern im Nervensystem.

Messung der Nervenleitungen (evozierte Potentiale)

Eine ergänzende Möglichkeit, leichte und frühere Störungen im Nervensystem nachzuweisen, besteht durch Messung der Leitungsgeschwindigkeit verschiedener Bahnen im Zentralnervensystem. Dies ist möglich, indem man elektrische Potentiale im Gehirn durch optische, akustische oder sensible Reize auslöst (evoziert) und registriert. Da für die MS die optisch oder *visuell evozierten Potentiale (VEP)* die größte Bedeutung haben, sollen an ihrem Beispiel das Untersuchungsprinzip und der Untersuchungsvorgang erklärt werden (Abb. 6-1). Die Sehbahn verläuft vom Auge über den Sehnerven bis zur Sehrinde, die im Bereich des Hinterhaupts liegt. Wird die Netzhaut durch einen Licht- oder Musterreiz stimuliert, so entsteht in der Sehrinde nach einer zehntel Sekunde ein kleines elektrisches Antwortpotential. Da dieses Potential jedoch extrem klein ist, kann man es nur auf der Kopfhaut messen, wenn man den Reiz mehrmals wiederholt und die Antwort summiert. Für den Patienten ist die Untersuchung schmerzlos und ungefährlich. Es werden drei Elektroden auf die Kopfhaut geklebt, eine davon über die Sehrinde am Hinterhaupt. Der Untersuchte schaut auf einen Fernsehschirm, auf dem meist ein Schachbrettmuster zu sehen ist, dessen weiße und schwarze Kästchen etwa jede Sekunde wechseln. Normalerweise ist das visuell evozierte Potential bereits nach einer Zehntel Sekunde (100 Millisekunden) meßbar. Wenn an einem Sehnerven eine Entzündung an den Markscheiden abgelaufen ist, so ist diese Zeit meist verlängert (auf etwa 115–200 Millisekunden), auch wenn sich die Sehkraft wieder völlig normalisiert hat.

Die a*kustisch* e*vozierten* P*otentiale* (*AEP* oder BAEP, da diese Potentiale im Hirnstamm [englisch: b*rain stem*] entstehen) werden durch wiederholte »Klicks« ausgelöst, die über einen Kopfhörer zugeführt werden.

Die s*omatosensorisch* e*vozierten* P*otentiale (SEP)* werden durch leichte elektrische Stromreize auf der Haut ausgelöst, wobei an den Armen meist der Medianusnerv, an den Beinen meist der Tibialisnerv gereizt wird. Hierdurch kann die Leitung in bestimmten Bahnen für die Sensibilität bis zum Gehirn gemessen werden.

Bei den drei bisher genannten Untersuchungsverfahren – VEP, AEP, SEP – werden zum Gehirn aufsteigende (afferente)

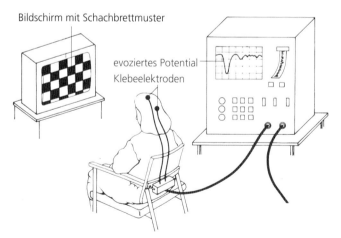

Abb. 6-1: Ableitung der visuell evozierten Potentiale (VEP)

Bahnen gemessen. Seit 1985 kann man nun durch magnetische Stimulation der Hirnrinde durch den Schädelknochen *(transkranielle Magnetstimulation)* auch die absteigende (efferente) motorische Bahn, die zu den Muskeln führt, messen. Die Potentiale, die man dabei erhält, nennt man auch m*otorisch e*vo*zierte* P*otentiale (MEP).*

Untersuchung des Nervenwassers (Liquoruntersuchung)

Die Untersuchung des *Liquors*, der das Gehirn und Rückenmark direkt umfließt, ist zum Nachweis einer MS-typischen Entzündung im Zentralnervensystem entscheidend und auch zur Abgrenzung von Entzündungen anderer Ursachen. Liquor (Flüssigkeit) ist die Kurzbezeichnung für Liquor cerebrospinalis (Gehirn-Rückenmark-Flüssigkeit); oft wird vom »Nervenwasser« gesprochen. Der Liquor wird meist durch eine *Lumbalpunktion (LP)* gewonnen, wobei man nur einige Milliliter (ml = cm^3) abtropfen läßt. Dieser Untersuchung wird oft noch mit großen Ängsten, Vorbehalten und Vorurteilen begegnet, die größtenteils unbegründet sind. Zum Beispiel handelt es sich nicht um eine »Rückenmarkpunktion«, wie man häufig von Patienten hört. Das Rückenmark reicht bei Erwachsenen nur bis zum 1. oder 2. Lendenwirbel. Die Punktion erfolgt jedoch unterhalb dieser Höhe, im unteren Lenden(Lumbal)bereich, wo nur noch einige Nervenwurzeln vorbeiziehen.

Die Punktion (Abb. 6-2) kann im Sitzen oder Liegen durchgeführt werden. Wichtig ist, daß der Patient die Wirbelsäule gut nach vorne krümmt und sich nicht zu sehr verspannt. Der Einstich mit einer dünnen Nadel (Durchmesser nur 0,9 mm) erfolgt meist zwischen dem 3. und 4. oder 4. und 5. Lendenwirbel, dies entspricht etwa der oberen Begrenzung des Beckenkammes. Viele Patienten berichten nach der Untersuchung, die nur wenige Minuten dauert, daß sie sich die Lumbalpunktion viel schlimmer vorgestellt hätten, als sie tatsächlich gewesen sei. Sie geben meist an, daß man nach dem kurzen Stich

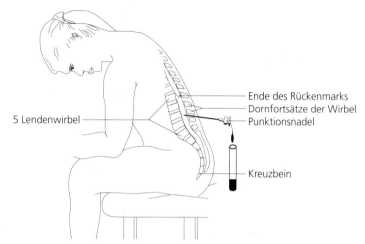

Abb. 6-2: Durchführung einer Lumbalpunktion (LP)

durch die Haut ein gewisses dumpfes Druckgefühl im Kreuz spürt. Selten kann einmal ein sehr kurzdauerndes Zucken oder elektrisierendes Gefühl in einem Bein auftreten, wenn die Nadelspitze zufällig eine Nervenwurzel berührt. Dies ist jedoch ungefährlich. Ob man vor der Lumbalpunktion eine lokale Betäubung (Anästhesie) durchführt, ist von untergeordneter Bedeutung. Meiner Meinung nach kann man im Regelfall auf die Lokalanästhesie verzichten, da die zusätzlichen Risiken nicht die möglichen Vorteile für den Patienten aufwiegen.

Die LP verschlechtert weder die MS, noch führt sie bei regelrechter Durchführung zu einer Lähmung, wie oft noch befürchtet wird. Als einzige relevante Auswirkung können für wenige Tage nach einer Lumbalpunktion sogenannte »postpunktionelle« Kopfschmerzen auftreten, die zwar lästig sein können, aber im Liegen bzw. Kopftieflage besser werden und dann harmlos sind. Diese immer vorübergehenden Beschwerden traten früher etwa bei einem Drittel der Patienten auf. Sie sind der Erfahrung nach bei jüngeren Patienten mit Neigung zu niedrigem Blutdruck etwas häufiger zu erwarten als bei älteren

Patienten mit stabilem oder etwas erhöhtem Blutdruck. Seit der Benutzung von Nadeln, die durch eine konische Spitze und eine seitliche Öffnung das Gewebe weniger verletzen (sogenannte »atraumatische« Nadeln), treten Beschwerden nach einer Lumbalpunktion nur noch selten auf.

Der Liquor sollte nach der Entnahme sofort in einem Liquorlabor einer Neurologischen Klinik untersucht werden, in dem alle heute möglichen Untersuchungen durchgeführt werden können. Nicht jeder Patient interessiert sich vermutlich für die feinen Veränderungen im Liquor, die man bei der MS nachweisen kann und die selbst für die Ärzte noch nicht eindeutig geklärt oder verständlich sind. Wenn jedoch immer von einer Entzündung gesprochen wird und von der Tatsache, daß diese Entzündung nicht im Blut, sondern nur im Nervenwasser nachgewiesen werden kann, so möchten einige doch sicher Genaueres erfahren.

Der Liquor ist, wie der Name Nervenwasser schon ausdrückt, genauso klar und farblos wie Wasser; dies ist auch bei der MS der Fall. In ihm sind im Vergleich zum Blut nur sehr wenige Zellen und wenig Eiweiß vorhanden. In 1 mm^3 findet man normalerweise nur 0–4 Zellen, bei der MS können es gelegentlich bis zu 50 Zellen/mm^3 sein (bei einer eitrigen Hirnhautentzündung durch Bakterien sind es oft mehrere 1000). Es handelt sich bei der MS meist um sogenannte Lymphozyten, also um Zellen, die zum Immunsystem gehören. Zum Teil findet man auch Plasmazellen, die sich aus bestimmten Lymphozyten (sogenannten B-Lymphozyten) entwickeln und Antikörper bilden. Antikörper sind Eiweiße (Immunglobuline, Gammaglobuline), die als Abwehrstoffe gegen Krankheitserreger oder als fremd eingestufte Eiweiße gebildet werden; wenn diese Antikörper fälschlicherweise gegen eigenes Eiweiß gerichtet sind, können sie als sogenannte Autoantikörper Schaden anrichten.

Der Liquor enthält weniger als 1 % der Eiweißmenge des Serums, so daß in der bei der LP entnommenen Menge nur etwa 1 mg (1/1000 g) enthalten ist. Diese geringe Menge kann man jedoch in verschiedene Bestandteile auftrennen und weiter analysieren. Bei der MS zeigt sich dann, daß die Eiweißfraktion, die die Antikörper enthält, vermehrt ist, und zwar ist speziell das Immunglobulin G (IgG) erhöht. Bei noch feinerer Auftrennung (mit Hilfe der sogenannten isoelektrischen Fokussierung) kann man zeigen, daß das vermehrte IgG nur von wenigen (oligo) Lymphozyten-Zellstämmen (Klonen) gebildet wird; man spricht deshalb von oligoklonalem IgG oder von oligoklonalen Antikörpern (oder auch von oligoklonalen Banden, entsprechend der Darstellung im Labor, Abb. 6-3).

Diese Antikörper werden im Zentralnervensystem gebildet. Man weiß jedoch von den meisten dieser Antikörper nicht, gegen welche Eiweißkörper sie gerichtet sind und welche Bedeutung im Krankheitsprozeß ihnen zukommt (siehe auch Kap. 2). Die sogenannten oligoklonalen Antikörper sind bei Patienten mit einer MS zu jedem Zeitpunkt nachweisbar, auch nach einem Schub, ohne daß Beschwerden vorhanden sein müssen. Noch vor einigen Jahren war man der Ansicht, daß jeder MS-Patient ein typisches Muster dieser Banden besitzt und dieses Muster wie ein Fingerabdruck konstant bleibt. Heute ist man jedoch der Ansicht, daß sich das Bandenmuster, also das Antikörpermuster, beim einzelnen Patienten im Lauf der Zeit etwas verändern kann.

Kernspintomographie

Die *Kernspintomographie* ist heute die Methode, mit der man am besten Entmarkungsherde im Gehirn und Rückenmark bildlich darstellen kann. Es handelt sich dabei um ein völlig neues Untersuchungsprinzip. Die vollständige Bezeichnung ist nuklear*m*agnetische *R*esonanz*t*omographie, abgekürzt NMRT, NMR oder MRT. In der Umgangssprache der Ärzte und Patienten hat sich der Name Kernspintomographie (KST) oder »Kernspin« eingebürgert, entsprechend dem zugrundeliegenden Kernspinresonanzverfahren (Erklärung siehe S. 46f.).

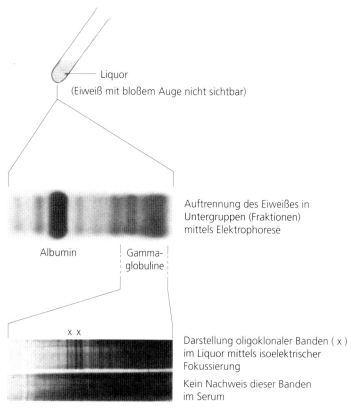

Abb. 6-3: Untersuchung des Liquoreiweißes

Bei der Kernspintomographie kommen keine Röntgenstrahlen oder anderen ionisierenden Strahlen zur Anwendung, d. h. die Untersuchung ist ohne Strahlenbelastung; sie ist darüber hinaus für den Patienten völlig schmerzlos und nach allen vorliegenden Erkenntnissen ohne Nebenwirkungen oder Risiken. Der Körper wird einem Magnetfeld ausgesetzt, für das der Mensch, soweit bekannt, keine Sinnesorgane besitzt. Theoretisch sind durch Magnetfelder Beeinflussungen der Durchblutung und der Körpertemperatur möglich. Bisher haben sich jedoch bei der Kernspintomographie keine negativen Wirkungen gezeigt. Bei den heutigen Geräten tritt auch keine Erhöhung der Körpertemperatur auf, so daß MS-Patienten, die wärme- oder hitzeempfindlich sind, keine Beeinflussung ihrer Symptome befürchten müssen.

Die Untersuchung ist heute noch relativ zeitaufwendig, es ist für eine Untersuchung meist mit einer halben bis einer Stunde zu rechnen. In dieser Zeit liegt der zu untersuchende Patient in einer länglichen, relativ engen Röhre. Schwierigkeiten können daher gelegentlich bei Personen mit Platzangst auftreten. Dies stellt jedoch nur bei wenigen ein ernstliches Problem dar. Metallgegenstände (Uhren usw.) müssen vor der Untersuchung entfernt werden. Patienten mit magnetisierbaren Metallimplantaten im Körper (z. B. Herzschrittmacher) müssen von der Untersuchung ausgeschlossen werden.

Das komplizierte technische Prinzip, mit dem bei der Kernspintomographie Bilder gewonnen werden, interessiert vermutlich nur einen Teil der Leser. Diejenigen, für die Physik ein rotes Tuch ist, können die folgenden Absätze ohne weiteres überspringen.

Kernspintomographie:
Der Kern des Wasserstoffatoms (Proton) führt eine Drehung um die eigene Achse durch. Dies bezeichnet man als Spin. Wird der Körper in ein Magnetfeld gebracht, so richten sich diese Protonen wie Kompaßnadeln entlang diesem Magnetfeld aus. Durch ein zusätzliches Magnetfeld (Hochfrequenzfeld), dessen Strahlung im Bereich der Rundfunkwellen liegt, kann man diese Kompaßnadeln wie Kreisel auslenken. Schaltet man das zusätzliche Magnetfeld wieder aus, so kehren die angeregten Atomkerne wieder allmählich in ihre vorherige Ausgangslage zurück. Hierbei entsteht, wie bei jeder sich bewegenden elektrischen Ladung, ein elektromagnetisches Feld, dessen Spannung man messen kann. Die Höhe dieser Spannung ist ein Maß für die Dichte der Wasserstoffatome und somit für den Wassergehalt. Der zeitliche Verlauf der Rückkehr der angeregten Kerne hängt von der Umgebung der Kerne ab.

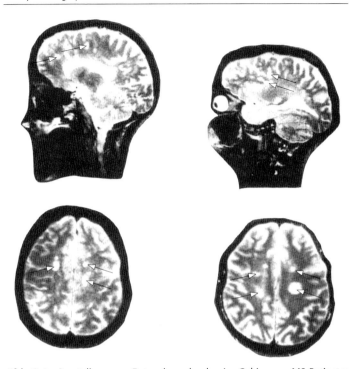

Abb. 6-4: Darstellung von Entmarkungsherden im Gehirn von MS-Patienten mittels Kernspintomographie

Knochen enthält z. B. wenig Wasser und erscheint daher dunkel. Die weiße Gehirnsubstanz, die bei der MS betroffen ist, hat einen Wassergehalt von etwa 72 % und stellt sich heller dar. Um den Ort der angeregten Wasserstoffatome bestimmen zu können, benötigt man zusätzliche Magnetspulen (sogenannte Gradientenspulen). Durch die Anordnung dieser Spulen kann man auch die Schnittebene festlegen, ohne daß der Patient umgelagert werden muß.

Das Kernspintomogramm zeigt bei den meisten MS-Patienten einige oder auch viele unterschiedlich große Herde, die in der weißen Gehirnsubstanz (d. h. im Marklager) liegen (Abb. 6-4). Die Herde sind häufig in den Regionen betont, die an die inneren Nervenwasserräume angrenzen, vor allem an die Seitenventrikel. Die Seitenventrikel können, vor allem bei fortgeschrittener MS, von einem richtigen Saum umgeben sein. Ein großer Teil der Entzündungsherde, die man mit Hilfe der Kernspintomographie darstellen kann, verursacht weder Beschwerden noch lassen sich Symptome oder Störungen durch den Arzt feststellen. Es können auch neue Herde auftreten oder ältere kleiner werden oder verschwinden, ohne daß der Patient etwas merkt.

Inzwischen kann man auch bei der Kernspintomographie in bestimmten Fällen durch die Injektion eines Kontrastmittels zusätzlich Informationen erhalten (Abb. 6-5). Es handelt sich hierbei um *Gadolinium*, ein chemisches Element aus der Reihe der »Metalle der seltenen Erden«. Es kann sich z. B. in Tumoren oder frischen Entzündungsherden anreichern und führt zu einer Änderung des magnetischen Verhaltens der Wasserstoffkerne. Gadolinium ist nach allen bisherigen Erkenntnissen ohne Nebenwirkungen und nicht mit Kontrastmitteln bei Röntgenuntersuchungen zu vergleichen, welche allergische Reaktionen hervorrufen können. Gadolinium wird vom Körper rasch über die Nieren ausgeschieden. Vorläufig ist es nur für Erwachsene zugelassen. Bei einer akuten Entzündung, z. B. in einem frischen MS-Herd, ist die Blut-Hirn-Schranke unterbrochen, so daß z. B. bestimmte Zellen wie Lymphozyten oder auch das gespritzte Kontrastmittel in das Gehirn eindringen können. Mit Gadolinium kann man somit frische von älteren Entzündungsherden unterscheiden. Gadoliniumspeichernde Herde lassen sich vor allem bei den schubförmig beginnenden Krankheitsverläufen nachweisen, seltener dagegen bei den primär chronischen (siehe Kap. 5). Die Anreicherung in frischen Herden kann von drei Tagen bis zu sechs Wochen dauern. Bisherige Untersuchungen zeigen, daß unter einer Be-

Kernspintomographie

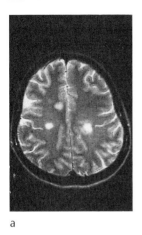

a

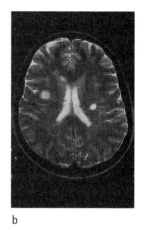

b

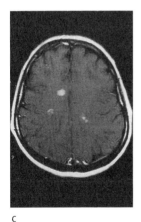

c

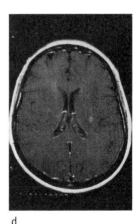

d

Abb. 6-5: Kernspintomogramm einer MS-Patientin in üblicher Technik (a + b); die gleichen Schichten mit Gadolinium (c + d) zeigen die frisch entzündlichen Herde

handlung mit Kortison (das eine entzündungshemmende und eine stabilisierende Wirkung auf die gestörte Blut-Hirn-Schranke hat) die frischen Herde weniger werden oder nicht mehr speichern. Die Kernspintomographie mit Gadolinium erlaubt somit, die Effektivität neuer Behandlungsverfahren bei der MS schneller und genauer als bisher möglich zu überprüfen.

Untersuchungsverfahren, die für die MS-Diagnose geringere oder keine Bedeutung haben

Bei den meisten Patienten, die wegen ihrer Beschwerden bei einem Nervenarzt in der Praxis waren, wurde bereits einmal ein *EEG* abgeleitet. Da es sich hierbei um eine einfache, ungefährliche und schnell verfügbare Methode handelt, wird das EEG oft zu Beginn der Abklärung von unklaren Beschwerden eingesetzt. Das EEG ist jedoch für die Feststellung einer MS nicht geeignet.

Die *Computertomographie (CT)* des Kopfes hat in den letzten Jahren für die Diagnose einer MS sehr an Bedeutung verloren, so daß sie nur kurz erwähnt werden soll. Die Kernspintomographie zeigt Entzündungs- und Entmarkungsherde eindeutig besser (Abb. 6-6). Bei der Computertomographie kann die Gewebedichte des Gehirns mit Hilfe von Röntgenstrahlen und einem Rechner in einzelnen Schichten dargestellt werden. Man kann etwa bei der Hälfte der MS-Patienten eine gewisse Erweiterung der inneren und äußeren Liquorräume finden und bei etwa einem Viertel der Patienten auch Entmarkungsherde sehen. Die Computertomographie des Kopfes wird heutzutage eher benötigt, um andere Erkrankungen wie z. B. Tumoren oder Blutungen auszuschließen.

Man muß sich vergegenwärtigen, daß es die heutigen Untersuchungsmöglichkeiten für die MS noch gar nicht so lange gibt. Computertomographie, evozierte Potentiale und isoelektrische Fokussierung stehen erst seit den 70er Jahren, die Kernspintomographie erst seit den 80er Jahren zur Verfügung. Vor dieser Zeit mußte man oft Untersuchungen durchführen, die

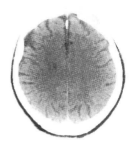 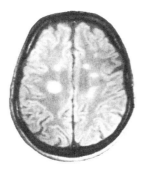

Abb. 6-6: Computertomogramm (links) und Kernspintomogramm (rechts) desselben Patienten zum Vergleich

für den Patienten unangenehmer und zum Teil auch risikoreicher waren, um z. B. einen Tumor im Kopf oder Rückenmarkkanal als Ursache für die Beschwerden auszuschließen. Diese Verfahren sollen nur kurz genannt werden, da einige Patienten, die schon länger erkrankt sind, diese Methoden vielleicht noch kennen. Bei der Lumbalpunktion wurde zum Teil gleichzeitig Luft für die Darstellung der Nervenwasserräume im Kopf (sogenannte Luftfüllung oder Pneumenzephalographie) oder ein anderes Kontrastmittel für die Darstellung des Rückenmarkkanals (Myelographie) injiziert. Dies hat mit dazu beigetragen, daß man der Lumbalpunktion damals mit Ängsten und Vorbehalten begegnete. Dies ist jedoch heute bei der einfachen Lumbalpunktion unnötig. Auch eine Kontrastdarstellung der Gefäße (Angiographie oder Arteriographie) ist zur Klärung einer MS nicht mehr erforderlich. Diese Untersuchungsverfahren können jedoch zur Feststellung anderer Erkrankungen notwendig sein.

Aussagekraft der Untersuchungsverfahren

Es gibt heute noch keine Untersuchungsmethode, mit der man allein und bei jedem Patienten die Diagnose einer MS sichern könnte. Die meisten Untersuchungsmethoden zeigen keine spezifischen Veränderungen für die MS, vielmehr können andere Erkrankungen ähnliche Veränderungen hervorrufen. Zum Beispiel gibt es vermehrte Antikörper im Nervenwasser auch bei anderen Entzündungen. Herde im Kernspintomogramm können auch durch Bakterien, Viren oder Durchblutungsstörungen verursacht werden. Die evozierten Potentiale können durch alle Erkrankungen, die die Markscheiden betreffen, verändert sein.

Liquor und Kernspintomographie haben nach allgemeiner Auffassung heute die größte Aussagekraft für die Feststellung einer MS. Unsere Erfahrung zeigt, daß der Liquor zur Zeit noch wichtiger und informativer ist. Bei ca. 95% der MS-Patienten sind bei genauer Untersuchung typische Veränderungen im Liquor nachweisbar. Andererseits sind bei anderen entzündlichen Erkrankungen zwar ähnliche, nur selten aber völlig gleichartige Veränderungen vorhanden.

Die Kernspintomographie zeigt bei ca. 90% der Patienten Herde, die aber von Herden anderer Ursache oft nicht sicher zu trennen sind. Man sollte die Diagnose einer MS daher nicht alleine aufgrund des Kernspintomogramms stellen.

Bei den evozierten Potentialen haben die visuell ausgelösten Potentiale die größte Bedeutung für die Diagnose einer MS. Bei etwa 80% der Patienten findet man auffällige Werte. Wichtig ist vor allem, daß man eine abgelaufene Sehnerventzündung auch noch nach Jahren nachweisen kann, selbst wenn der Patient sie vergessen oder nicht bemerkt hat. Bedeutung hat dies, wenn man z. B. bei einer Entzündung im Rückenmark mittels VEP einen zusätzlichen Herd nachweisen und somit zeigen kann, daß es sich um disseminierte, d. h. verstreut liegende Entzündungen handelt.

Die genannten Untersuchungsmethoden ergänzen sich in ihrer Aussagekraft. Wenn bei entsprechender Symptomatik der

Liquor eine MS-typische Entzündung zeigt und im Kernspintomogramm mehrere Entmarkungsherde zu sehen sind, so kann man heute eine MS sicher feststellen. Umgekehrt kann man, wenn Liquor und Kernspintomographie normal ausfallen, eine MS genauso sicher ausschließen.

Die Reihenfolge der Untersuchungen läßt sich nicht für jeden einzelnen Patienten festlegen. Sinnvoll ist es oft, nach der Anamnese und einer ausführlichen neurologischen Untersuchung die evozierten Potentiale abzuleiten, dann den Liquor zu untersuchen. Falls die MS dann noch nicht sicher festzustellen ist, ist ein Kernspintomogramm zu empfehlen.

Diagnostische Kriterien

Da sich die Diagnose einer MS aus mehreren Bausteinen zusammensetzt, hat man bestimmte Kriterien festgelegt, die erfüllt sein müssen, um von einer sicheren MS, einer wahrscheinlichen MS oder einer fraglichen MS zu sprechen.

Um eine *MS sicher* feststellen zu können, muß man im Liquor nachweisen, daß eine typische Entzündung im Zentralnervensystem vorliegt.

Man muß nachweisen, daß die Entzündung an mehreren Stellen der weißen Substanz im Zentralnervensystem aufgetreten ist; dies ist heute z. B. mit Hilfe der Kernspintomographie oder der evozierten Potentiale leichter möglich.

Bisher hat man zur sicheren Diagnose noch gefordert, daß mindestens zwei Schübe aufgetreten sind oder ein chronischer Verlauf über Jahre vorliegt. Dieser zeitliche Faktor ist unserer Ansicht nach für die Diagnosestellung heute nicht mehr so entscheidend.

Von einer *wahrscheinlichen MS* spricht man, wenn einer dieser drei Punkte nicht erfüllt ist.

Von einer *fraglichen MS* spricht man, wenn einmal ein einzelnes Entzündungssymptom aufgetreten ist, zum Beispiel eine Sehnerventzündung. Andere Erkrankungen müssen selbstverständlich immer ausgeschlossen sein.

Wenn der Arzt eine MS festgestellt hat, sollte er es auch dem Betroffenen mitteilen. Der Neurologe oder Nervenarzt sollte dies nicht dem Hausarzt oder den Angehörigen überlassen. Es darf nicht vorkommen, daß der Patient die Diagnose zufällig nach Monaten oder Jahren in einem Arztbrief findet, da er dann mit seinen Fragen und Ängsten allein ist und in Zukunft zu Recht keinem mehr vertraut oder glaubt. Auch der gelegentlich von Angehörigen geäußerte Wunsch, daß man den Betroffenen mit der Diagnose nicht »belasten« dürfe, beinhaltet mehr eine Bevormundung als eine wirkliche Fürsorge. Der Arzt, meist der Neurologe im Krankenhaus, sollte den Patienten nach den durchgeführten Untersuchungen über die Art der Erkrankung, die mögliche weitere Entwicklung, Behandlungsmöglichkeiten usw. informieren. Da dem Patienten viele Fragen nicht im ersten Gespräch einfallen, muß er die Möglichkeit haben, diese auch zu einem späteren Zeitpunkt zu stellen. Es ist gut, wenn der Facharzt dem Patienten vor allem während der ersten Zeit für Nachfragen zur Verfügung steht, da der Betroffene erst lernen muß, wie er mit bestimmten Symptomen umgehen kann, was er sich zutrauen darf und soll. Vor allem muß der MS-Patient mit den vielen »schlauen« und zum Teil widersprüchlichen Ratschlägen fertig werden, die er von Verwandten, anderen Patienten, Ärzten und aus Zeitschriften erhält. Wenn der Patient spürt, daß ein Arzt weiß, wovon er spricht, daß er ihm sein Wissen mitteilt, wird er die vom Arzt vorgeschlagenen Maßnahmen eher verstehen und mitmachen.

Zusammenfassung
Um eine MS sicher diagnostizieren zu können, muß man zum einen nachweisen, daß die Beschwerden und Symptome auf mehrere, multiple Krankheitsherde in der weißen Substanz von Gehirn und Rückenmark zurückzuführen sind. Ergänzend zur exakten neurologischen Untersuchung ist dies heutzutage durch die Kernspintomographie und die Messung evozierter Potentiale möglich. Zum zweiten muß man mittels Liquoruntersuchung zeigen, daß diese Krankheits-

herde durch eine MS-typische Entzündung im Zentralnervensystem entstanden sind. Charakteristisch für eine MS ist drittens der zeitliche Verlauf in Schüben oder weniger häufig primär chronisch. Vor allem bei nicht eindeutigen Fällen, die aber bei den Untersuchungsmöglichkeiten seltener geworden sind, kann man den Verdacht auf eine MS nur äußern, wenn andere Erkrankungen als Ursache ausgeschlossen sind.

7 Differentialdiagnose der MS (Unterscheidung von anderen Krankheitsbildern)

Es ist nicht verwunderlich, daß die MS mit anderen Erkrankungen verwechselt werden kann. Die MS kann sehr verschiedene, zu Beginn auch oft schwer faßbare Symptome verursachen; sie verläuft bei jedem Patienten anders; es gibt kein Symptom, das beweisend für die Erkrankung ist, und es gibt auch keinen einfachen Test (z. B. eine Blutuntersuchung), der die Erkrankung nachweist oder ausschließt. Viele Patienten wissen vermutlich noch, welche Erkrankungen man vor genauer Feststellung der MS als Ursache ihrer Beschwerden angesehen hat: Bei einigen erfolgte vielleicht wegen Kribbeln in den Beinen oder belastungsabhängigen Gehbeschwerden eine Behandlung wegen Durchblutungsstörungen oder wegen Abnutzungserscheinungen der Gelenke und der Wirbelsäule. Leichtes Zittern oder leichte Ermüdbarkeit führte zur Annahme von nervösen oder seelischen Störungen. Gefühlsstörungen und Schwäche in einem Arm wurden auf die Halswirbelsäule oder zum Beispiel eine zufällig gefundene Halsrippe zurückgeführt. Da heutzutage bei unklaren Beschwerden oft eine Vielzahl von Untersuchungen veranlaßt wird, findet man natürlich häufiger auch unbedeutende oder leichte Auffälligkeiten, die dann für die Beschwerden verantwortlich gemacht werden, ohne daß die eigentliche Ursache weiter gesucht wird.

Die Aufgabe, bei unklaren Beschwerden an die Multiple Sklerose zu denken und sie von anderen Krankheitsbildern zu unterscheiden, fällt hauptsächlich dem Arzt zu. Der Patient sollte jedoch verstehen, warum es bei der MS im Einzelfall Schwierigkeiten in der Diagnose geben kann. Es würde an dieser Stelle zu weit führen, die zahlreichen Erkrankungen zu nen-

nen, mit denen die MS verwechselt werden kann. Es sollen nur als Beispiele die beiden Krankheitsbilder »zervikale Myelopathie« und »Neuroborreliose« erläutert werden, bei denen es relativ häufig zu Problemen und Überschneidungen kommen kann.

Eine allmählich sich entwickelnde Steifigkeit und Schwäche in den Beinen im mittleren oder höheren Erwachsenenalter kann durch eine primär chronische MS oder eine Einengung des Rückenmarkkanals verursacht werden. Eine solche Einengung kommt z. B. relativ häufig durch altersbedingte Randzacken an den Halswirbelkörpern zustande. Wird das Rückenmark von den Randzacken komprimiert, spricht man von einer zervikalen Myelopathie. Man sollte daher bei entsprechender Symptomatik beide Ursachen bedenken. Wenn beide Erkrankungen vorliegen, kann die Entscheidung über die richtige Behandlung im Einzelfall schwierig sein.

Wenn man sich an die Richtlinie hält, daß man eine MS nur sicher diagnostizieren kann, wenn auch typische entzündliche Veränderungen im Nervenwasser nachzuweisen sind, sind viele Irrtumsmöglichkeiten schon ausgeschlossen. Dennoch muß auch an andere Entzündungsursachen gedacht werden. Erst in den letzten Jahren hat man Bakterien (sogenannte Borrelien) entdeckt, die von Zecken übertragen werden können. Die von ihnen verursachte Erkrankung heißt Borreliose. Diese Borrelien können z. B. zu Entzündungen von Gelenken und von Nervenwurzeln führen. Daneben können diese Borrelien aber auch im Zentralnervensystem zu einer Entzündung führen, die sich ähnlich wie eine MS auswirken kann (Neuroborreliose). Durch genaue Untersuchungen des Blutes und des Liquors kann man dies jedoch meist klären. Im Zweifelsfall ist eine Behandlung der Borreliose zu empfehlen.

In diesem Zusammenhang soll auf ein häufiges Mißverständnis hingewiesen werden. Gegen die Borrelieninfektion gibt es keinen Impfschutz. Zecken können jedoch auch ein Virus übertragen, das zu einer sogenannten *Früh*sommer*m*eningo*e*nzephalitis führen kann (deshalb FSME-Virus genannt). Gegen diese in Deutschland viel seltenere Virusinfektion ist eine vorbeugende Impfung möglich, aber in vielen Regionen nicht nötig.

> **Zusammenfassung**
> Die MS ist eine Erkrankung, die zu Schwierigkeiten in der Unterscheidung von anderen Erkrankungen führen kann, da Beginn, Verlauf und Erscheinungsbild sehr variabel sein können und nicht spezifisch für die MS sind.

8 Mögliche Komplikationen der MS

Neben den Symptomen, die direkt durch die Entzündungsherde im Gehirn oder Rückenmark verursacht werden, gibt es sekundäre Auswirkungen, die in der Regel als Komplikationen anzusehen sind. Diese Komplikationen sollten möglichst vermieden oder zumindest frühzeitig behandelt werden.

Bei *gestörter Blasenfunktion*, vor allem wenn nach der Entleerung noch Restharn in der Blase verbleibt, kommt es häufiger zu einer bakteriellen Infektion der Harnwege (Blase, Nierenbecken). Diese Infektion kann eine Zeitlang unbemerkt verlaufen, sie kann aber auch zu häufigem Harndrang, Brennen beim Wasserlassen und gelegentlichem Fieber führen. Eine langdauernde oder chronische Infektion kann zur Bildung von Blasensteinen und Nierenfunktionsstörungen führen.

Eine *Darmträgheit mit Verstopfungsneigung* ist häufiger als unabhängige und sekundäre Störung einzustufen und nur seltener direkte Folge der Erkrankung. Das Symptom ist insgesamt häufig in der Bevölkerung anzutreffen, oft in Verbindung mit einem Mißbrauch von Abführmitteln. Eine der Hauptursachen ist die überwiegende Zufuhr ballaststoffarmer Nahrungsmittel. Bei Patienten mit MS spielt oft die mangelnde Bewegung eine zusätzliche Rolle, manchmal auch eine unzureichende Flüssigkeitszufuhr. Patienten mit Blasenstörungen trinken vielfach zu wenig, um einen häufigen Urindrang oder eine häufige Blasenentleerung zu umgehen.

Die folgenden Komplikationen sind nur bei schwerbehinderten Patienten möglich:

Bei starker Spastik, vor allem bei unzureichender Behandlung, kann es durch die ständige Anspannung und Verkürzung bestimmter Muskeln zu einer allmählichen *Kontraktur* kommen, so daß Gelenke in Fehlstellungen stehenbleiben. Am Sprunggelenk z. B. führt dies zu einem Spitzfuß. Dies ist dadurch möglich, daß sich die Spastik unterschiedlich stark auf die verschiedenen Muskelgruppen auswirkt (z. B. mehr auf die Beuge- oder mehr auf die Streckmuskulatur) und so ein Ungleichgewicht auftritt.

Druckgeschwüre (Druckulzera, Dekubitalulzera) können bei langer Bettlägerigkeit auftreten, wenn nicht konsequent auf eine richtige und wechselnde Lagerung geachtet wird. Sie entstehen meist im Bereich aufliegender Knochenvorsprünge (z. B. Steißbein, Ferse) und werden durch Gefühlsstörungen, Feuchtigkeit und zu geringe aktive Bewegungsmöglichkeit begünstigt.

Eine *Osteoporose* (Mangel an Knochengewebe) kann mit zunehmendem Alter und bei Frauen nach dem Klimakterium verstärkt auftreten. Sie kann bei Patienten mit einer MS durch Inaktivität und gelegentlich durch eine nicht sinnvolle Dauerbehandlung (siehe S. 66) mit Kortison verstärkt werden.

> **Zusammenfassung**
> Die MS kann, vor allem bei ungünstigem und langjährigem Verlauf, zu sekundären Krankheitssymptomen führen, die indirekt mit der Erkrankung zu tun haben, aber keine primären Folgen der Entzündungsherde im ZNS sind. Eine häufige und wichtige Komplikation ist eine Infektion der Harnwege.

9 Therapie der MS

Bei einer Erkrankung, deren Ursache nicht eindeutig geklärt ist, die einen wechselhaften und nicht sicher vorherbestimmbaren Verlauf zeigt, bei der viele unterschiedliche Symptome auftreten können und bei der auch ohne Behandlung spontane Besserungen eintreten können, ist sowohl die Behandlung als auch die Beurteilung eines Behandlungserfolges schwierig. Dies erklärt auch, warum es bei der MS im Laufe der Jahrzehnte zum Teil völlig gegensätzliche Behandlungsmethoden gegeben hat und noch gibt. Es wird auch verständlich, warum es sehr viele und immer wieder neue, oft unkonventionelle Behandlungsvorschläge gibt, die fast alle einen Erfolg versprechen und dabei oft nur die Ängste der Patienten und das unzureichende Wissen der Ärzte ausnutzen. Gerade bei der MS ist es daher wichtig, daß man kritisch die verschiedenen Therapieverfahren beurteilt; dies gilt besonders auch für neue, kurzfristig hochgelobte »Wundermittel«. Bei einem neuen Medikament ist meist eine mehrjährige Prüfungsphase notwendig (Vergleich mit einem nicht wirksamen und mit einem bekannten Mittel), bevor man beurteilen kann, ob es wirksam ist, bei welchen Fällen es angezeigt ist usw.

Die Auswahl und Bewertung verschiedener Therapien der MS in diesem Buch ist daher in gewisser Weise subjektiv und von der Erfahrung des Autors abhängig. Bis heute kennt man keine Möglichkeit, einer MS vorzubeugen (wie z. B. eine Impfung), und kein Mittel, mit dem man eine MS heilen kann.

Behandlung des akuten Schubes

Systemische Kortikosteroide (»Kortison«)

Zur Behandlung eines akuten Schubs der MS werden heute meist bestimmte *Hormone der Nebennierenrinde* eingesetzt, die sogenannten *Kortikosteroide*. Zur medikamentösen Behandlung, die man in Tablettenform oder intravenös durchführt, verwendet man synthetisch hergestellte Hormone, die den natürlichen, im Körper vorkommenden (Kortisol, Kortison, Korticosteron) in der Wirkung gleichen. Man spricht daher meist von einer Kortisontherapie. Von den zahlreichen Effekten der Nebennierenrindenhormone will man folgende ausnutzen: Kortikosteroide haben eine entzündungshemmende (antiphlogistische) Wirkung und einen entschwellenden (antiödematösen) Effekt; sie unterdrücken die Immunreaktion des Körpers (Immunsuppression); zusätzlich stabilisieren sie die Blut-Hirn-Schranke, die bei einem akuten Enzündungsherd unterbrochen sein kann (siehe S. 23, 48). Sie haben auch Auswirkungen auf bestimmte Veränderungen im Nervenwasser, z. B. senken sie die Neubildung von Immunglobulinen. Mehrere Untersuchungen haben gezeigt, daß die Behandlung mit Kortikosteroiden zu einer verkürzten Schubdauer und einer besseren Rückbildung der Symptome führt. Die Behandlung sollte relativ hochdosiert begonnen werden, dann schrittweise reduziert und nach einigen Wochen wieder beendet werden.

Ein mögliches Dosierungsschema zeigt Abbildung 9-1. Die Tagesdosis sollte immer morgens einmalig eingenommen werden.

Ob eine sehr hohe Dosis (z. B. 500 oder 1000 mg Methylprednisolon) für wenige Tage intravenös verabreicht Vorteile gegenüber der Standardtherapie aufweist, läßt sich noch nicht eindeutig sagen. In einigen Untersuchungen ergeben sich Hinweise dafür. Nach der sehr hohen Kortisondosis über drei bis fünf Tage sollte man die Dosis auf 1 mg/kg Körpergewicht reduzieren und über wenige Wochen ausklingen lassen.

Die Therapie des akuten Schubes mit Kortikosteroiden sollte

spätestens nach zwei bis drei Monaten beendet werden. Eine Dauerbehandlung mit niedrigen Dosen ist nicht sinnvoll, da neue Schübe nicht verhindert werden, der Verlauf längerfristig nicht beeinflußt wird und vor allem gefährliche Nebenwirkungen auftreten können.

Es ist auch nicht sinnvoll, bei jeder leichten Befindensstörung niedrige oder mittlere Dosen von Kortikosteroiden zu geben, ohne daß eindeutige Schübe abzugrenzen sind. Besser ist es, wenn der behandelnde Neurologe zusammen mit dem Patienten nach genauer Anamneseerhebung, Untersuchung, Vergleich mit den Vorbefunden usw. entscheidet, ob ein akuter Schub der Erkrankung anzunehmen ist, und dann jeweils eine konsequente Therapie durchführt.

Ernste Nebenwirkungen der Kortikosteroide sind bei der auf ein bis zwei (maximal drei) Monate begrenzten Behandlungsdauer im allgemeinen nicht zu befürchten. Wegen einer eventuellen Irritation der Magenschleimhaut, die bis zu Geschwü-

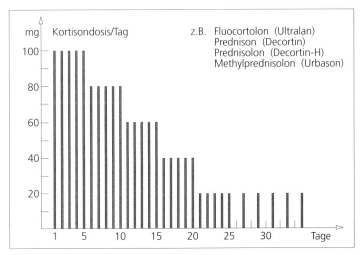

Abb. 9-1: Beispiel eines Dosierungsschemas für Kortison bei einem akuten Schub der MS

ren führen kann, ist es zu empfehlen, vorbeugend säurebindende Mittel (sogenannte Antazida wie z. B. Riopan, Maaloxan) einzunehmen. Es kann zu einer vorübergehenden leichten Gewichtszunahme, einer leichten Wassereinlagerung und bei dazu veranlagten Personen zu einer verstärkten Akne kommen. Gelegentlich berichten sensible Patienten, daß sie während der Behandlung mit Kortison etwas nervöser und »kribbeliger« sind als sonst.

Die gravierenden Nebenwirkungen, die nach langdauernder Therapie mit Kortikosteroiden auftreten können (z. B. Veränderungen des Aussehens, Knochenschwund, Entwicklung eines Diabetes, grauer und grüner Star, Unterdrückung der körpereigenen Hormonproduktion in der Nebennierenrinde), sollen nur kurz genannt werden, da MS-Patienten gelegentlich davon gehört und Angst davor haben. Diese Nebenwirkungen sind bei Einhaltung der obengenannten Richtlinien nicht zu erwarten.

ACTH-Therapie (Synacthen)

ACTH (adrenokortikotropes Hormon) wird in der Hirnanhangdrüse (Hypophyse) produziert und regt die Nebennierenrinde zur Bildung der Kortikosteroide an, es ist also der Vorläufer dieser Hormone im Körper. In manchen Kliniken wird anstelle von Kortikosteroiden ACTH gegeben, so daß der Körper selbst vermehrt Hormone in der Nebennierenrinde produzieren muß. Als Vorteil wird angegeben, daß die Funktion der Nebennierenrinde nicht unterdrückt wird; dies spielt jedoch bei der kurzdauernden Behandlung keine entscheidende Rolle. Nachteilig erscheint, daß die körpereigene Produktion sehr variabel ist und man somit nicht genau weiß, welche Kortisonmenge wirksam ist. Auch soll der Wirkungseintritt gegenüber Kortikosteroiden etwas verzögert und die Wirkung auf die gestörte Blut-Hirn-Schranke geringer sein. Wir bevorzugen daher die direkte Gabe von Kortikosteroiden bei einem akuten Schub der MS.

Intrathekale Kortikosteroidtherapie

Bei der systemischen (den ganzen Organismus betreffenden) Kortisontherapie (siehe S. 64) erreicht das Medikament das Zentralnervensystem über den Blutkreislauf. Daneben ist auch die direkte Gabe von bestimmten Kortikosteroiden in den Nervenwasserraum möglich. Dies bezeichnet man als intrathekale Therapie. Hierzu ist eine gewöhnliche Lumbalpunktion erforderlich. Der Patient bemerkt von der Injektion darüber hinaus nichts. Die Verträglichkeit von Triamcinolon (Volon A 40 oder 80) ist, wie langjährige Erfahrungen in den Universitätskliniken Homburg und Würzburg zeigen, gut.

Mögliche Vorteile dieser Methode sind folgende: Es wird insgesamt eine deutlich geringere Menge benötigt (dreimal 40 bis dreimal 80 mg Volon A); es werden mögliche systemische Nebenwirkungen vermieden, so daß diese Behandlung z. B. auch bei Patienten mit einem Magengeschwür, einer Zuckerkrankheit oder während der Schwangerschaft durchgeführt werden kann. Es gibt Hinweise, daß die intrathekale Kortikosteroidtherapie bei Entzündungsherden im Rückenmark sogar etwas besser wirksam ist als die systemische Therapie.

Unserer Ansicht nach handelt es sich um eine sinnvolle Ergänzung und oft notwendige Alternative im Behandlungsspektrum einer MS, die gezielt genutzt werden sollte und auf die wir nicht verzichten möchten.

Längerfristige Beeinflussung des Krankheitsverlaufs mit Maßnahmen, die das Immunsystem unterdrücken (Immunsuppression)

Azathioprin (Imurek)

In Kapitel 2 wurde beschrieben, daß bei der MS vermutlich eine Fehlreaktion des Immunsystems vorliegt. Dabei kommt es durch Lymphozyten und Antikörper zu einer Entzündung im

Zentralnervensystem und zu einer Schädigung von Myelinscheiden. Die fehlerhafte Überreaktion des Immunsystems versucht man durch Medikamente zu unterdrücken. Diese Mittel nennt man dementsprechend *immunsuppressive Medikamente*. Kortison wirkt zwar auch immunsuppressiv, kann jedoch bei der MS nicht über einen längeren Zeitraum gegeben werden. Das gebräuchlichste Medikament zur längerfristigen immunsuppressiven Behandlung der MS ist heute Azathioprin (Imurek).

Imurek hat keine Wirkung bei einem akuten Schub; es soll vielmehr die Zahl zukünftiger Schübe vermindern und den Verlauf der MS insgesamt verbessern. Entscheidend ist, und dies konnte auch in Untersuchungen bestätigt werden, daß MS-Patienten mit Imurek-Behandlung nach mehreren Jahren der Erkrankung im Durchschnitt weniger behindert sind als Patienten ohne entsprechende Therapie. Eine gute Wirkung zeigt Imurek bei schubförmig progredienten Krankheitsverläufen. Die Behandlung sollte nach dem zweiten Schub beginnen und über mehrere Jahre durchgeführt werden. Bei frühzeitigem Behandlungsbeginn (innerhalb der ersten zwei Jahre) scheint die Wirkung besser zu sein als bei spätem Behandlungsbeginn. Nach langjähriger Krankheitsdauer und schon deutlicher Behinderung ist der Beginn der Therapie nicht mehr sinnvoll. Bei einer chronisch verlaufenden MS ist keine eindeutige Beeinflussung durch Imurek zu erwarten, so daß die Behandlung in diesen Fällen im allgemeinen nicht zu empfehlen ist.

Die notwendige Dosis beträgt 2–2½ mg/kg Körpergewicht. Bei einem Gewicht zwischen 60 und 75 kg bedeutet dies drei Tabletten (à 50 mg), bei einem Gewicht von 50 kg zwei Tabletten, bei einem Gewicht über 80 kg vier Tabletten täglich. Eine Wirkung setzt erst einige Wochen nach Behandlungsbeginn ein; umgekehrt hält der Effekt nach Beendigung der Therapie noch mehrere Wochen an. Falls unter der Imurek-Therapie ein Schub auftreten sollte, kann in üblicher Form eine Behandlung mit Kortison durchgeführt werden.

Imurek wird von den meisten Patienten gut vertragen. Selten kann die Behandlung wegen Brechreiz nach der Medikamenteneinnahme nicht durchgeführt werden. Da Imurek vor allem auf Zellen wirkt, die sich häufig teilen, ist sicherheitshalber eine regelmäßige Kontrolle des Blutbildes erforderlich (einmal/Monat, nur während des ersten Monats wöchentlich). Falls die weißen Blutkörperchen (Leukozyten) unter 3000/µl (1000 µl = 1 ml) sinken, ist eine Dosisreduktion und Kontrolle, bei Werten unter 2500 eine Medikamentenpause erforderlich. Wegen seltener, aber möglicher Leberstörungen sind gleichzeitige Kontrollen der Leberwerte zu empfehlen. Eine Schwangerschaft sollte während der Therapie und ein halbes bis ein Jahr nach Therapieende vermieden werden (siehe Kap. 10). Das Problem, daß unter einer immunsuppressiven Therapie das Risiko ansteigen kann, an einem bösartigen Tumor zu erkranken, betrifft vor allem Patienten nach Organtransplantationen, die stärker immunsuppressiv behandelt werden müssen.

Cyclophosphamid (Endoxan) und Mitoxantron (Novantron)

Gelegentlich setzt man zur immunsuppressiven Behandlung der MS auch Zytostatika im engeren Sinne ein, also Medikamente, die den Zellstoffwechsel und die Zellvermehrung hemmen und die normalerweise zur Krebsbehandlung verwendet werden. Das erste und am häufigsten bei der MS angewandte Medikament war Cyclophosphamid (Endoxan). Wegen zahlreicher und zum Teil schwerer Nebenwirkungen ist es jedoch kaum zu empfehlen. In letzter Zeit gibt es Mitteilungen, daß auch eine niedrigdosierte Intervallbehandlung mit Endoxan, die weniger Nebenwirkungen haben soll, den Verlauf stabilisieren kann. Seit Ende der 80er Jahre wird bei sehr aktiver MS auch Mitoxantron (Novantron) eingesetzt, welches die Zahl Gadolinium-anreichernder Herde im Kernspintomogramm und die Schubrate senken soll. Eine exakte Studie über die Wirkung und Verträglichkeit im Vergleich zu anderen Medikamenten liegt jedoch noch nicht vor.

Wir sind der Ansicht, daß Zytostatika wie z. B. Cyclophosphamid oder Mitoxantron nicht zur breiten Anwendung bei der MS geeignet sind und nur bei den wenigen rasch progredienten Krankheitsverläufen herangezogen werden sollten, bei denen mit anderen Maßnahmen keine ausreichende Stabilisierung zu erreichen ist. Außerdem sollten diese Therapien nur unter einer engmaschigen neurologischen und kernspintomographischen Überwachung durchgeführt werden.

Cyclosporin A (Sandimmun)

Cyclosporin A ist eine von einem Pilz gebildete Substanz, die sich als ein sehr wirksames immunsuppressives Medikament erwiesen hat (z. B. bei der Organverpflanzung). In einer großen Studie wurde die Wirksamkeit von Azathioprin (Imurek) und Cyclosporin A (Sandimmun) bei der MS verglichen. Es zeigte sich, daß beide Medikamente den Verlauf über zwei Jahre gleich gut stabilisieren, daß aber unter der Therapie mit Cyclosporin A etwa doppelt so viele Nebenwirkungen auftreten wie mit Azathioprin. Cyclosporin A ist somit nicht zur breiten Anwendung bei der MS zu empfehlen.

Interferone

Interferone sind körpereigene Stoffe (Eiweiß mit Zuckeranteilen), die die Vermehrung von Viren hemmen und verschiedene, zum Teil nicht völlig geklärte Wirkungen auf das Immunsystem haben. Der Name ist aus der Beobachtung abgeleitet, daß bei einer Virusinfektion nicht gleichzeitig eine zweite Virusinfektion möglich ist. Den Wirkstoff, der für diese virale Interferenz verantwortlich ist, hat man daher Interferon genannt. Man unterscheidet drei Klassen von Interferonen (Alpha-, Beta- und Gamma-Interferon). Gamma-Interferon kann die MS aktivieren und verschlechtern und darf somit auf keinen Fall mehr gegeben werden. Über Alpha- und Beta-Interferon liegen unterschiedliche Mitteilungen vor. Die meisten Untersuchungen gibt es inzwischen über Beta-Interferon. Es kann heute von der Industrie in ausreichender Menge aus menschlichen Fibroblastenzellen gewonnen werden und ist auch in der

Bundesrepublik Deutschland im Handel (Fiblaferon). Man kann es intravenös oder intrathekal geben.

In den USA wurden einige Studien mit Beta-Interferon bei der MS durchgeführt. Es wurde eine Verminderung der Schubzahl bei der Behandlung mit Beta-Interferon beschrieben. Da Schübe jedoch keine eindeutig definierbaren Ereignisse sind, sind sie als alleiniger Maßstab eines Therapieerfolges schlecht geeignet. Dies wird dadurch bestätigt, daß sich die behandelte und die unbehandelte Patientengruppe im Schweregrad der Erkrankung nach Abschluß der Therapie nicht eindeutig unterschieden. Man muß die Wirkung von Interferonen bei der MS daher weiter kritisch prüfen; dies erfolgt seit Beginn des Jahres 1989 erneut in einer Studie in der Bundesrepublik Deutschland. Dabei geht es nicht nur um den Nachweis einer eventuellen Wirksamkeit bei schubförmig verlaufender MS (bei chronischem Verlauf wurde bereits mehrfach eine fehlende Wirkung beschrieben); bis jetzt ist auch noch nicht geklärt, ob besser intravenös oder intrathekal behandelt werden soll, welche Dosis in welchen Zeitabständen gegeben werden und ob im Schub oder im Intervall behandelt werden soll. In den USA wurden auch erfolgversprechende Studien mit einem gentechnisch hergestellten modifizierten Beta-Interferon (Handelsname in den USA: Betaseron) durchgeführt, welches in Europa jedoch noch nicht zugelassen ist. Außerhalb von kontrollierten Studien ist daher die Interferon-Therapie bei der MS noch nicht zu empfehlen.

15-Desoxyspergualin

Seit Herbst 1992 wird in Europa in mehreren neurologischen Zentren eine kontrollierte Studie über die Wirksamkeit von 15-Desoxyspergualin (15-DSG) durchgeführt. Das Medikament wird in Japan bereits bei Organtransplantationen getestet. Um vorgefaßte Meinungen oder Erwartungen auszuschließen, wird die Prüfung »blind« durchgeführt, d. h. weder der Patient noch der behandelnde Arzt weiß, ob das echte oder ein unwirksames Medikament gegeben wird. Bekannt wurde das Medikament in der Öffentlichkeit vor allem durch einen Münchner Anästhesisten (N. Franke), der dieses Mittel bei sich selbst eingesetzt hat und seitdem davon überzeugt ist, daß es bei MS hilft. Man sollte jedoch vor übertriebenen Hoffnungen warnen und zunächst die Ergebnisse der zur Zeit laufenden Untersuchungen abwarten. Bei dieser Studie wird die Kernspintomographie mit Gadolinium bereits zur Überprüfung des Behandlungserfolges eingesetzt (siehe S. 48).

Mehrfach ungesättigte Fettsäuren

In den Ländern mit hohem MS-Risiko soll der Verbrauch an gesättigten Fettsäuren höher sein als in Ländern mit niedrigem Risiko. Man hat daher vermutet, daß die Ernährung bei der Entstehung der MS eine Rolle spielt. Schon lange wird zwar eine Behandlung mit *mehrfach ungesättigten Fettsäuren* durchgeführt, ein eindeutig positiver Effekt auf die MS konnte aber bisher nicht nachgewiesen werden. Eine gewisse Beachtung verdienen diese mehrfach ungesättigten Fettsäuren (die zum Teil auch als *Vitamin F* bezeichnet werden) jedoch, da sie indirekt eine hemmende Wirkung auf das Immunsystem haben können und eine beim Tier experimentell ausgelöste allergische Entzündung des Gehirns und Rückenmarks offenbar günstig beeinflussen.

Wir empfehlen, bei der Auswahl der Nahrungsmittel solche zu bevorzugen, die reich an mehrfach ungesättigten Fettsäuren oder Vitamin F sind, z. B. Sonnenblumenöl, Färber-Distelöl, bestimmte Margarinesorten. Eine zusätzliche Zufuhr von relativ teuren Kapseln (z. B. Naudicele, Efamol) ist unserer Ansicht nach nicht erforderlich.

Symptomatische Therapie

Als symptomatische Therapie bezeichnet man Maßnahmen, die nicht die Ursache einer Erkrankung beeinflussen, sondern die Symptome.

Medikamentöse Therapie der Spastik

Die *Spastik*, eine Komponente der motorischen Störung, äußert sich in einer erhöhten Muskelspannung (Tonus), in einer Steifigkeit. Der Widerstand bei Dehnung des Muskels ist erhöht. Das Zusammenwirken von Muskeln ist dadurch gestört, daß gegensätzlich wirkende Muskeln gleichzeitig aktiviert sind; dies trägt zur schnelleren Ermüdung bei. Spastik und Schwäche, die andere Komponente der motorischen Störung, sind nicht immer gleich stark vorhanden. Oft ist das Gehen mehr durch eine Spastik beeinträchtigt als durch Muskelschwäche. In diesen Fällen kann eine medikamentöse Senkung der Spastik den Bewegungsablauf verbessern. Hierfür stehen mehrere Medikamente (sogenannte *Antispastika*) zur Verfügung. Das gebräuchlichste ist Baclofen (Lioresal), daneben gibt es Dantrolen (Dantamacrin), Tizanidin (Sirdalud), Memantin (Akatinol Memantine), Tetrazepam (Musaril). Alle diese Medikamente sollen langsam einschleichend gegeben werden; so kann man mögliche Nebenwirkungen wie z. B. anfängliche Müdigkeit, Schwindelgefühl weitgehend vermeiden und die optimale Dosis am besten herausfinden. Lioresal kann z. B. im Bereich von 5–80 mg täglich eingenommen werden, Dantamacrin meist im Bereich von 25–200 mg.

Wichtig zu wissen ist, daß nach Reduktion der Spastik die *Schwäche* etwas deutlicher zum Vorschein kommen kann, so daß es oft sinnvoll und notwendig ist, eine gewisse Reststeifigkeit zu belassen. Die genannten Medikamente gegen die Spastik können vom Patienten selbst dem Bedarf angepaßt werden. Fühlt sich der Patient kraftlos und schwach, so kann er die Dosis etwas vermindern. Oft zeigt sich auch, daß die Patienten zu Hause eine geringere Dosis bevorzugen als während eines Krankenhausaufenthaltes, da sie im Alltag mit einer leichten Reststeifigkeit in den Beinen besser zurechtkommen als mit zu »weichen Knien«.

In Ausnahmefällen, das heißt bei sehr ausgeprägter Spastik, die mit Medikamenten in Tablettenform nicht ausreichend zu beeinflussen ist, besteht die Möglichkeit, Baclofen (Lioresal) mit einer unter die Haut eingesetzten Pumpe über einen Katheter intrathekal (in den Nervenwasserraum) zu geben. Der Schwerpunkt und die Basis in der Behandlung spastischer Lähmungen ist die Krankengymnastik (siehe S. 77).

Medikamentöse Therapie von Mißempfindungen, Schmerzen, Anfällen und Koordinationsstörungen

Sensible Störungen oder Mißempfindungen, die nach einem Schub eventuell fortbestehen, sind in der Regel nicht so gravierend, daß eine medikamentöse Behandlung erforderlich wird. Wenn sie allerdings einen schmerzhaften oder sehr unangenehmen Charakter haben, kann versucht werden, sie mit bestimmten Medikamenten zu dämpfen. In Frage kommen dann z. B. Carbamazepin (Tegretal, Timonil, Sirtal) oder Antidepressiva wie z. B. Amitriptylin (Saroten, Laroxyl, Tryptizol). Carbamazepin sollte auch bei der schmerzhaften Trigeminusneuralgie und bei den seltenen epileptischen Anfällen als Mittel der ersten Wahl eingesetzt werden. Bei der Anpassung der Dosis an die Wirkung kann die leicht meßbare Konzentration von Carbamazepin im Blut zu Hilfe genommen werden.

Störungen der Koordination wie Ataxie und Tremor sind medikamentös meist nur unzureichend zu beeinflussen. Man hat Medikamente mit unterschiedlichem Wirkungsmechanismus eingesetzt, vor allem Betablocker (z. B. Dociton), bestimmte Benzodiazepine (z. B. Rivotril), Primidon (z. B. Mylepsinum) und 5-Hydroxy-Tryptophan (Levothym). Bei einigen Patienten war eine leichte oder vorübergehende Besserung zu erreichen. Eine allgemeine Empfehlung ist hier jedoch schwer möglich.

Behandlung von Blasenstörungen

Die Blase sammelt den Urin, der kontinuierlich von den Nieren produziert wird. Bei einem Füllungsvolumen von 200–500 ml wird die Entleerung in der Regel willentlich in Gang gesetzt. Die nicht willentlich beeinflußbare Blasenmuskulatur wird vom *vegetativen oder autonomen Nervensystem* versorgt. Das vegetative Nervensystem besteht aus dem sympathischen und parasympathischen Anteil, die meist gegensätzliche Wirkungen hervorrufen. Beim Sammeln des Urins sind überwiegend der Sympathikus und der äußere, willkürlich innervierte Schließmuskel beteiligt, bei der Entleerung der Parasympathikus. Bei Patienten mit MS können das Urinsammeln und die Urinentleerung einzeln oder kombiniert gestört sein.

Bei der häufig zu findenden Überaktivität der Blasenmuskulatur (Detrusor) kommt es schon bei geringen Urinmengen in der Blase zu einer übermäßigen Kontraktion, so daß häufiger Urindrang mit Entleerung von nur kleinen Urinmengen auftritt und der Urindrang nicht oder nicht lange unterdrückt werden kann (sogenannter imperativer Harndrang, siehe Kap. 6). Bei dieser Störung können Medikamente, die die Aktivität des Parasympathikus dämpfen, eingesetzt werden, z. B. Vagantin und Buscopan. Unterstützend kann das Antidepressivum Imipramin (Tofranil) wirken, das als Nebeneffekt den Tonus der Blasenmuskulatur etwas reduziert und den Schließmuskel stimuliert. Auch ein Training der Beckenbodenmuskulatur, angeleitet durch den Krankengymnasten, kann hilfreich sein.

Umgekehrt kann die Entleerung der Blase behindert, verzögert oder unvollständig sein, obwohl Harndrang bestehen kann. In diesen Fällen ist in erster Linie ein konsequentes *Blasentraining* zu empfehlen: Voraussetzung ist eine ausreichende Trinkmenge von zwei bis drei Litern. Etwa eine halbe Stunde vor der geplanten Entleerung sollte der Patient z. B. ein bis zwei Tassen Tee trinken. Wenn die Blasenentleerung mit Hilfe der Bauchpresse nicht in Gang kommt, sollte man die Bauchwand über der Blase (direkt oberhalb der *Symphyse* bzw. des Schambeins) rhythmisch beklopfen und zuletzt noch mit der Hand fest eindrücken. Zusätzlich können Medikamente den Ausflußwiderstand des Blasenausgangs herabsetzen. Dies wird z. B. durch Phenoxybenzamin (Dibenzyran) erreicht, das die Aktivität des sympathischen Nervensystems reduziert. Medikamente, die den Parasympathikus stimulieren (z. B. Doryl, Ubretid), sind mit Vorsicht zu verordnen, da die Stimulierung der Blase (des Detrusors) sich bei gleichzeitiger Überfunktion des Schließmuskels ungünstig auswirken kann.

Antispastika (siehe S. 73) sind oft hilfreich, um den Tonus des willkürlich innervierten äußeren Schließmuskels und des Beckenbodens herabzusetzen. Sie können so die Blasenentleerung erleichtern und Restharn vermindern.

Bei kombinierten Störungen (Überaktivität der Blase und Entleerungsstörungen) kann es manchmal schwieriger sein, eine geeignete medikamentöse Kombination zu finden. Oftmals ist es notwendig, einen urologischen Facharzt zu konsultieren, der durch eine sogenannte urodynamische Untersuchung die Blasenfunktion genauer analysieren kann. Mit Hilfe von kleinen handlichen Ultraschallgeräten kann man auch von außen die Restharnmenge in der Blase bestimmen und so das Blasentraining überwachen. Bei allen Blasenstörungen ist sorgfältig durch regelmäßige Kontrollen auf Infektionen zu achten; dies kann mit einfachen Teströhrchen (z. B. Uricult) orientierend geschehen. Bei vermehrter Bakterienzahl im Urin ist eine Behandlung erforderlich. Eine Ansäuerung des Urins kann das Risiko einer Infektion reduzieren (z. B. Trinken von Preiselbeer- oder Pflaumensaft, Gabe von L-Methionin [Acimethin], Methenamin [z. B. Mandelamine]).

Nur wenn die Entleerung der Blase nach Ausschöpfung aller genannten Maßnahmen nicht möglich sein sollte, kommt eine zeitweilig aussetzende Katheterisierung mit sterilen Einmalkathetern in Frage. Dies kann der Patient selbst, ansonsten ein Angehöriger oder anderer Helfer, erlernen und durchführen.

Ein Dauerkatheter (entweder durch die Harnröhre oder durch die Bauchwand als sogenannter suprapubischer Katheter) sollte vermieden werden, da er zu vielen Komplikationen, vor allem Infektionen der Harnwege mit nachfolgender Nierenschädigung oder Blasensteinen, führen kann. Dauerkatheter werden oft häufiger als notwendig angelegt.

Wenn es trotz der genannten Maßnahmen bei überaktiver Blase gelegentlich (z. B. bei Aufregung, Kältereizen, Infekten) oder auch dauernd zu einem unwillkürlichen Abgang von Urin (Inkontinenz) kommt, bedeutet dies für den Betroffenen neben den persönlichen Einschränkungen auch Probleme im Kontakt mit anderen Menschen. In diesen Fällen kommen für Männer (bei denen das Problem aus anatomischen Gründen seltener ist als bei Frauen) z. B. Kondomkatheter mit am Oberschenkel befestigtem Urinauffangbeutel in Frage. Bei Frauen ist das Problem der Inkontinenz aus anatomischen Gründen schwieriger zu lösen; am praktischsten ist die Verwendung von Vorlagen. Es werden heute von der Industrie verschiedenste Hilfsmittel angeboten, die jeweils auf das spezielle Problem abgestimmt sein müssen und über die man sich z. B. in Sanitätshäusern oder bei der DMSG (siehe Kap. 12) informieren kann.

Krankengymnastik (Physiotherapie) und Beschäftigungstherapie (Ergotherapie)

Im Abschnitt über die Symptome der MS (siehe Kap. 4) und die medikamentöse Behandlung der Spastik (siehe S. 73) wurden bereits die Besonderheiten der spastischen Lähmung (im Gegensatz zur schlaffen Lähmung) dargestellt: z. B. erhöhter Muskeltonus, vermehrter Dehnungswiderstand der Muskulatur; das normale Bewegungsmuster, die harmonische Folge von Bewegungen, ist gestört, so daß Bewegungen nicht leicht und locker aussehen. Schwäche und Spastik der Muskulatur sind bei der MS für die gestörte Motorik verantwortlich.

Die *Krankengymnastik* kann hier entscheidend dazu beitragen, Funktionen wieder zu bessern oder zu stabilisieren und Schäden vorzubeugen. Bei der Krankengymnastik, die zu den physikalischen Therapiemaßnahmen zählt, wird Bewegung – aktiv durch den Patienten und passiv durch den Therapeuten – zur Behandlung genutzt. Die Behandlungstechnik richtet sich nach Art und Schwere der Störung, der man bei stärkergradiger Ausprägung nur mit einer Einzelbetreuung gerecht werden kann.

Damit sich die Muskelkraft erhöht, muß sich der Muskel mit über 30% seiner maximalen Kraft anspannen; damit die Ausdauer zunimmt, muß sich der Muskel wiederholt bewegen.

Steht bei leichten Störungen ohne wesentliche Spastik die Schwäche im Vordergrund (z. B. auch wegen mangelnden Trainings), so ist z. b. regelmäßiges Schwimmen oder eine andere Bewegungsart, die gerne ausgeübt wird, zu empfehlen (z. B. Fahrradfahren, Joggen).

Bei deutlicherer motorischer Störung sind entsprechend abgestufte Übungsprogramme notwendig, z. B. Spaziergänge, Treten auf einem Standfahrrad, Gymnastik mit Dehn- und Streckübungen und speziell auch Schwimmen bzw. Bewegungstherapie im Wasser. Hierdurch kann der Patient bei einer Schwäche die verbleibende Kraft besser nutzen. Durch den Widerstand des Wassers werden bei Patienten mit Ataxie unkoordinierte und überschießende Bewegungen gedämpft.

Die Muskelschwäche ist bei der MS nur in begrenztem Maße durch Training zu bessern. Bei deutlicher motorischer Störung wirkt zudem die begleitende Spastik limitierend. Wenn die spastische Komponente im Vordergrund steht bzw. merklich vorhanden ist, muß der krankengymnastische Behandlungsschwerpunkt verlagert werde. Es gibt viele verschiedene Techniken, um den erhöhten Muskeltonus zu senken und die gestörten Haltungs- und Bewegungsmuster zu verbessern. Einige der Techniken wurden nach ihren Urhebern benannt (z. B. nach Bobath und nach Vojta) oder nach dem zugrundeliegenden Prinzip (z. B. *p*roprioseptive *n*euromuskuläre *F*azilitation, PNF). Bei der PNF wird durch Stimulation oberflächlich gelegener nervöser Empfangsorgane (Rezeptoren), z. B. durch Berührungsreize, oder tieferliegender Rezeptoren, z. B. durch Muskeldehnung, Gelenkbewegungen, eine Bewegungserleichterung (Fazilitation) erzielt.

Bei stärkerer Spastik oder Schmerzen kann die Krankengymnastik mit einer Eisbehandlung (Eispackungen, Eintauchen in kaltes Wasser) kombiniert werden. Hierdurch werden der Muskeltonus und die Schmerzwahrnehmung gesenkt.

Es ist nicht notwendig, daß der Patient die Verfahren im einzelnen kennt; wichtiger ist es für ihn, einen Therapeuten zu finden, der Krankengymnastik auf seine speziellen Bedürfnisse abstimmt und dabei die neurophysiologischen Grundlagen beachtet (in den Verzeichnissen der Krankengymnasten ist oft vermerkt, für welche Technik eine Zulassung besteht).

Da Krankengymnastik unter Anleitung eines Therapeuten erfahrungsgemäß nicht öfter als ein- bis dreimal/Woche für etwa eine halbe Stunde durchgeführt werden kann, ist es erforderlich, daß der Patient zusätzlich zu Hause übt. Günstig ist es, wenn Angehörige den Patienten mit stärkerer Behinderung zur Krankengymnastik begleiten können, sich einfache Techniken zeigen lassen und diese zu Hause mit dem Patienten durchführen.

Bei einer Ataxie kann die Krankengymnastik durch Gleichgewichtsübungen, z. B. auf einem Schaukelbrett oder einem großen Ball, und Kraftübungen gegen Widerstand ergänzt werden.

Falls im Bereich der Arme Feinmotorik, Kraft und Koordination gestört sind, kann auch die Behandlung bei einem *Ergotherapeuten* nützlich sein, der mit dem Patienten Geschicklichkeit, Zielgenauigkeit usw. trainieren kann. Ergotherapie bedeutet hier nicht Beschäftigungstherapie im üblichen Sinne. Sie hat zum Ziel, alltägliche Verrichtungen bei gewissen Störungen zu erleichtern und zu ermöglichen.

Krankengymnasten und Ergotherapeuten können den Patienten auch bezüglich des Einsatzes von Hilfsmitteln beraten, da sie seine Störungen oft gut analysieren können; in der Ergotherapie können manchmal sogar einfachere Hilfsmittel speziell für einen Patienten angefertigt werden.

Bei Gefühlsstörungen im Bereich der Finger kann man durch Betasten unterschiedlicher Probestücke lernen, die verschiedenen Eigenschaften eines Gegenstandes (z. B. Material, Beschaffenheit der Oberfläche, Größe, Temperatur) für das Erkennen und Wahrnehmen auszunutzen.

Man kann die Krankengymnastik auch als Bewegungstherapie nach Musik durchführen. Bei der *Hippotherapie* sitzt der Patient auf einem besonders geschulten Pferd ohne Sattel, so daß sich die Bewegungen des Tieres direkt auf ihn übertragen können. Bei der MS soll sich die Hippotherapie besonders günstig auf Spastik und Gleichgewichtsstörungen auswirken.

Entspannungstechniken

Entspannen, Abschalten und den eigenen Körper richtig wahrnehmen ist für viele Menschen heutzutage schwierig; für MS-Betroffene können diese Fähigkeiten noch wichtiger sein als für Gesunde, z. B. um Pausen zur Erholung zu nutzen, Symptome der Erkrankung besser einschätzen zu können und für Probleme neue Wege zu erkennen. Die genannten Fähigkeiten können mit Hilfe bestimmter Techniken geübt werden. Am bekanntesten und verbreitetsten sind das autogene Training und eine verwandte Technik, das Entspannungstraining nach Jacobson, sowie Yoga (Gruppenkurse werden u. a. von der Volkshochschule angeboten). Hinzurechnen kann man auch die Feldenkrais-Methode (benannt nach Moshé Feldenkrais), die in den letzten Jahren vor allem innerhalb der MS-Gesellschaft viel Zuspruch findet. Feldenkrais geht davon aus, daß nicht nur das Gehirn Nervenimpulse an den Bewegungsapparat gibt, sondern daß umgekehrt Bewegungen zu Bildern und Erinnerungen im Gehirn führen. Mit Hilfe der Bilder, die von gesunden Körperteilen hervorgerufen werden, sollen die verzerrten Bilder und damit auch die verzerrten Bewegungsmuster von kranken Körperteilen harmonisiert werden.

Hilfsmittel

Bei einem Teil der Patienten und meist erst nach vielen Jahren der Erkrankung können bestimmte Funktionen so gestört sein, daß alltägliche Verrichtungen mühsam oder unmöglich sind. Probleme bereiten dann oft motorische Störungen (spastische Lähmung in den Beinen), Koordinationsstörungen (zerebelläre Ataxie mit Gangstörung, Intentionstremor usw.) und auch Blasenstörungen. Die einzelnen Funktionsbereiche können unterschiedlich betroffen sein, so daß der eine Patient mehr unter der Spastik der Beine leidet, der andere mehr unter der Ataxie, wieder ein anderer unter beiden Symptomen. In diesen Fällen muß versucht werden, mit verschiedenen Maßnahmen und Hilfsmitteln den Aktionsradius zu erweitern und die Selbständigkeit des Betroffenen möglichst zu erhalten oder zu verbessern.

Hilfsmittel werden nur von einem kleineren, aber schwerer betroffenen Teil der Patienten benötigt. Sie müssen genau auf den einzelnen abgestimmt sein. Bei dem großen Spektrum möglicher und notwendiger Hilfen kann hier nicht jedes einzelne vorgestellt werden. Der schwerbetroffene Patient muß wissen, daß es Hilfsmittel für viele Bereiche gibt, über die er sich z. B. im Sanitätshaus, bei der DMSG (siehe Kap. 12), bei der Krankenkasse usw. informieren kann, und daß bei medizinisch begründeten und notwendigen Mitteln in der Regel auch die Kosten erstattet werden.

Es sollen an dieser Stelle nur einige Beispiele angesprochen werden: Ist das Gehen unsicher, müssen eventuell Gehstöcke oder Unterarmstützen benutzt werden. Sind die Fußheber auf einer Seite zu schwach, so daß der Fuß beim Gehen ständig hängenbleibt, so kann eine Peronaeusschiene das Gehen erleichtern. Ist das Gehen nur noch kurze Strecken oder kaum noch möglich, ist ein Rollstuhl erforderlich. Der Rollstuhl hat bei vielen MS-Patienten einen gefühlsbetonten Stellenwert, weil er für sie einen Einschnitt bedeutet und ein sichtbares Zeichen der Behinderung darstellt. Dabei sollte man weder die Feststellung einer MS mit Rollstuhlbedürftigkeit gleichsetzen, weil dies für die meisten Patienten nicht zutrifft, noch sollte der schwerer behinderte Patient aus irrationalen Gründen auf einen Rollstuhl verzichten. Der Rollstuhl sollte als ein Mittel angesehen werden, den Aktionsradius wieder zu erweitern. Viele Patienten können ihre Mobilität auch durch ein Auto mit Automatikbetrieb oder, bei stärkerer Beeinträchtigung der Beine, mit Handschaltung erhöhen. In der Wohnung sind es oft Kleinigkeiten, die den Alltag eines behinderten Patienten erleichtern, z. B. Haltegriffe an der Dusche und der Toilette, Einstieghilfen für die Badewanne, ein etwas erhöhter Sitzhokker vor dem Herd usw.

Sonstige (u. a. auch unkonventionelle) Therapiemethoden

Zu Beginn dieses Kapitels wurde bereits auf die Schwierigkeiten bei der Therapie der MS hingewiesen. Es können hier nicht alle Therapien aufgezählt oder bewertet werden, die schon bei MS-Patienten durchgeführt worden sind. Die Erfahrung zeigt, daß viele Patienten neben den vom Arzt vorgeschlagenen Maßnahmen nach weiteren, alternativen Behandlungsmethoden Ausschau halten und diese zumindest zeitweise auch anwenden. Der behandelnde Arzt, der die MS nicht heilen kann, sollte den Patienten verstehen, der in seiner Unsicherheit über den weiteren Verlauf der Erkrankung alle Möglichkeiten ausschöpfen möchte, vor allem wenn er von anderer Seite (von Patienten oder aus der Presse) von angeblichen Erfolgen eines neuen Mittels gehört hat. Die folgende Aufzählung und kurze Erläuterung soll dem Patienten Hinweise über Nutzen und Risiken solcher Verfahren geben.

Methoden, die gesundheitsschädlich sein oder die MS verschlechtern können und deshalb auf keinen Fall zu empfehlen sind

- Gamma-Interferon-Therapie:
  Die Behandlung mit Gamma-Interferon kann zu einer Aktivierung und Progression der MS führen.
- Schweinehirnimplantation:
  Dabei wird ein Stück Gewebe aus dem Gehirn frisch geschlachteter Schweine in die Bauchhaut eingenäht; es kann zu Infektionen, leichten oder auch gefährlichen allergischen Reaktionen kommen.
- Frischzellentherapie, Behandlung mit Gefrierzellen und Trockenzellen:
  Es kann zu allergischen Reaktionen einschließlich Schockreaktionen (die tödlich sein können) und Virusübertragungen kommen; die WHO (Weltgesundheitsorganisation) und die

Bundesärztekammer haben daher vor der Anwendung von Frisch-, Gefrier- und Trockenzellpräparaten gewarnt.

Methoden, für die es weder eine wissenschaftliche Begründung noch eine nachgewiesene Wirkung auf den Verlauf der MS gibt und die keine oder nur geringe Nebenwirkungen haben

- Vitamine.
- Kalzium-EAP (Colaminphosphat):
  Von dem Urheber dieses Verfahrens (Nieper) wird im Rahmen der langfristigen Therapie oft gleichzeitig Kortison gegeben; dies ist bedenklich.
- Schlangengift:
  Neben dem fehlenden Wirkungsnachweis ist zu bedenken, daß auch sogenannte Reintoxine oft Resteiweiß enthalten, so daß eine allergische Reaktion nicht auszuschließen ist.
- Transferfaktor, Levamisol:
  Transferfaktor, eine aus Lymphozyten gewonnene Überträgersubstanz, und Levamisol wirken stimulierend auf das Immunsystem; es wurden weder relevante positive noch negative Wirkungen bei der MS beschrieben.
- Eigenblutbehandlung:
  Hierbei handelt es sich um eine sogenannte Reiz- oder Umstellungstherapie, die auch zu einer Verschlechterung der MS führen kann.
- Ultraschalltherapie.
- Magnetfeldtherapie:
  Sie kann spastische Symptome vorübergehend symptomatisch bessern.
- Sauerstoffhochdruckbehandlung (hyperbarer Sauerstoff).

Bei einigen Therapiemethoden sind mögliche Risiken größer als der fragliche Erfolg:
- Plasmaaustauschbehandlung.
- Antilymphozytenserum und Antilymphozytenglobulin:
  Die Gabe von Fremdeiweiß (vom Pferd oder Kaninchen) ge-

gen Lymphozyten beinhaltet die Gefahr einer allergischen Reaktion.
- Leukozytapherese, Lymphozytapherese:
Bei diesen Methoden werden weiße Blutzellen, vor allem Lymphozyten, aus dem Blut entfernt.

Bei den drei zuletzt genannten Therapieverfahren versucht man, durch Verminderung immunologisch aktiver Blutbestandteile eine Immunsuppression zu erreichen.

Methoden, die zwar den Verlauf der MS nicht beeinflussen, die aber allgemein gesundheitsfördernd sein können

Hierher gehört ein großer Teil der bei MS empfohlenen *Diäten*. Es gibt bisher keine Diät, die den Verlauf einer MS beeinflussen kann.
- Evers-Diät:
Eine der bekanntesten Diättherapien ist die Evers-Diät. Es werden denaturierte (durch Erhitzen oder durch chemische Zusätze irreversibel veränderte) Nahrungsmittel, die jeweils zu verschiedenen Zivilisationskrankheiten beitragen können, vermieden und Nahrungsmittel in ihrem ursprünglichen natürlichen Zustand bevorzugt (z. B. Vollkornbrot statt Weißbrot, rohe Früchte statt konservierter Früchte, rohe Milch, rohe Eier und rohes Fleisch statt gekochter und gebratener Lebensmittel); Vorteile können eine geregelte Darmtätigkeit, das Vermeiden von Übergewicht und damit verbundenen Folgekrankheiten sein. Zu achten ist bei der Diät auf eine Harnsteinbildung bei dazu veranlagten Personen.
- Swank-Diät:
Es wird eine fettarme Diät eingehalten, bei der maximal 15 g gesättigte und 50 g ungesättigte Fettsäuren/Tag erlaubt sind.
- Ernährung auf der Basis mehrfach ungesättigter Fettsäuren (siehe S. 72).

Methoden, die einen wissenschaftlich begründeten Anspruch haben, bei denen jedoch keine oder noch keine sichere Wirkung auf den Verlauf der MS nachgewiesen werden konnte

- Injektion von basischem Myelinprotein (BMP):

BMP ist ein Bestandteil der Myelinscheide; eine Allergie gegen dieses Eiweiß kann im Tierversuch zu einer Enzephalomyelitis (Entzündung von Gehirn und Rückenmark) führen, die Ähnlichkeiten mit der MS hat. Ausgehend von der Erfahrung im Tierversuch und bei anderen allergischen Erkrankungen bei Menschen (z. B. beim Heuschnupfen), bei denen durch allmählich gesteigerte Zufuhr des zur Allergie führenden Stoffes eine Desensibilisierung erreicht wird, versucht man eine Desensibilisierung mit BMP bei der MS. Hierbei ist aber zu berücksichtigen, daß man zwar im Tiermodell, aber nicht bei der MS des Menschen das zur Allergie führende Antigen kennt.

- Injektion von Copolymer 1 (COP1):

COP1 ist ein Teilstück des basischen Myelinproteins und kann synthetisch hergestellt werden; es soll ähnlich wie das BMP wirken, soll jedoch ungefährlicher sein. Bis jetzt sind die Ergebnisse mit diesen Methoden widersprüchlich und noch nicht überzeugend. Die routinemäßige Anwendung bei MS ist noch nicht zu empfehlen; weitere kontrollierte Untersuchungen sollten erst abgewartet werden.

Viele andere Therapiemethoden, die spezifischer sind als die zur Zeit gebräuchlichen Verfahren zur immunsuppressiven Therapie, werden bei der im Tierversuch experimentell ausgelösten allergischen Enzephalomyelitis zur Zeit erprobt und sind zum Teil erfolgreich. Bis zur Anwendung und Erprobung bei der MS sind jedoch noch viele Schritte notwendig.

Zusammenfassung
Die MS kann man heute zwar noch nicht heilen, zumal die genaue Ursache nicht bekannt ist; man kann die MS jedoch behandeln. Man unterscheidet Behandlungsansätze, die in den entzündlichen, immunologischen Krankheitsprozeß eingreifen, von solchen, die symptomatisch Auswirkungen und Folgeerscheinungen beeinflussen.

Zur Behandlung des akuten Schubs werden heute meist Kortisonpräparate eingesetzt, die oral, intravenös oder intrathekal angewendet werden können, deren Gabe jedoch zeitlich auf ein bis zwei (maximal drei) Monate begrenzt werden muß. Zur längerfristigen Beeinflussung des Krankheitsprozesses sollte bei den schubförmigen Krankheitsverläufen frühzeitig der Einsatz von Azathioprin (Imurek) erwogen werden. Therapeutische Maßnahmen, die gezielter als die derzeit zur Verfügung stehenden Verfahren in den Krankheitsprozeß eingreifen, dabei besser wirken und weniger schaden, werden zur Zeit noch intensiv erforscht.

Bei der symptomatischen Behandlung sind vor allem Störungen der Motorik und der Blase zu berücksichtigen. Aktive und gegebenenfalls passive Bewegungstherapie ist als begleitende Maßnahme für alle Patienten nützlich. Bei fehlender oder nur geringer Behinderung kann die Sportart nach den Interessen und Möglichkeiten des einzelnen ausgewählt werden; bei einer stärkeren Behinderung muß die Therapie in Form einer speziellen Krankengymnastik gezielt auf die Symptome und den Patienten abgestimmt werden. Unterstützend kommen Entspannungsübungen, im Einzelfall auch eine Ergotherapie und symptomatisch wirksame Medikamente usw. in Frage.

Viele angepriesene Mittel gegen die MS sind unwirksam, meist teuer, manchmal mehr oder weniger gefährlich; oft hilft mehr der Wunsch oder der Glaube. Eine kritische Bewertung ist daher immer notwendig.

10 Fragen im Alltag

Die Diagnose einer MS kann beim Betroffenen aus verständlichen Gründen Unsicherheit, Angst und Depression auslösen. Die Mitteilung der Diagnose kann vor allem anfänglich dazu führen, daß der Patient die Erkrankung nicht wahrhaben möchte, daß er andere Ärzte, Heilpraktiker usw. konsultiert oder auch, daß er resigniert, weil er gehört hat, man könne gegen die Erkrankung angeblich sowieso nichts machen (wobei oft »nicht heilbar« mit »nicht behandelbar« verwechselt wird). Diese verständlichen Reaktionen sollen jedoch nicht dazu führen, daß man dem Patienten die Diagnose einer MS verschweigt, sondern umgekehrt dazu, daß man ihm möglichst viele Informationen über die Erkrankung gibt, damit er sich mit der Erkrankung auseinandersetzen und sie schließlich akzeptieren kann. Der Patient soll erfahren, daß die Erkrankung zwar einige Bereiche seines weiteren Lebens verändern kann, daß er aber in den meisten Fällen seine täglichen Aktivitäten beibehalten kann. Die MS darf nicht der einzige Gedankeninhalt sein, mit dem sich der Betroffene beschäftigt. Dies fällt leichter, wenn er weiß, auf welche Aspekte er eventuell achten muß und auf welche nicht.

Temperatur

Die Erhöhung der Körpertemperatur (z. B. durch Fieber oder äußere Wärmeeinwirkungen) kann dazu führen, daß die Erregungsleitung im Bereich geschädigter Myelinscheiden langsamer wird. Dadurch können einzelne Symptome etwas deutlicher werden, gelegentlich werden frühere Symptome wieder bemerkt. Diese leichte Verschlechterung ist jedoch im allgemeinen vorübergehend und betrifft auch nur wenige Patienten. Die Patienten, die auf Hitze empfindlich reagieren, sollten sich z. B. bei heißem oder schwül-warmem Wetter gelegentlich kalt abduschen und im Sommer oder im Urlaub ihren Körper nicht übermäßig in der Sonne aufheizen lassen, sondern z. B. einen Sonnenschirm benutzen. Bei Fieber sind frühzeitig fiebersenkende Maßnahmen zu empfehlen (z. B. kalte Umschläge oder Medikamente wie Aspirin oder Benuron).

Patienten, die diese Temperaturabhängigkeit nicht bemerken, müssen nun nicht ängstlich jede Wärme meiden. Wer z. B. gerne die Sauna besucht und sich dabei wohlgefühlt hat, kann dies auch weiterhin tun.

Urlaub, Reisen

Patienten mit MS brauchen wie jeder andere auch einen gelegentlichen Ortswechsel bzw. eine Luftveränderung. Sie können in der Regel ihren bisherigen Urlaubsgewohnheiten entsprechend verreisen. Nur extreme körperliche Belastungen und extreme Klimabereiche sollten vermieden werden (z. B. Zelten bei feucht-kaltem Wetter oder große Wandertouren bei heißem Klima). Wer wegen der MS Medikamente einnimmt, sollte vorher mit seinem Arzt sprechen (z. B. routinemäßige Laborkontrollen vorher durchführen lassen; klären, welche Medikamente man gefahrlos einige Tage weglassen kann, wenn bei ungewohntem Essen im Ausland z. B. Magen-Darm-Probleme auftreten). Eine Reisekrankenversicherung ist seit dem Gesundheitsreformgesetz (seit 1. 1. 1989) bei Auslandsreisen zu empfehlen. Falls im Urlaub neue Symptome auftreten oder frühere wieder stärker werden sollten, muß man nicht überstürzt die Reise abbrechen; in der Regel kann man in Ruhe einige Tage abwarten und bei Gruppenreisen mit den anderen zurückfahren oder bei einem selbst organisierten Urlaub in Ruhe die Heimreise planen.

Gymnastik, Sport

Jeder MS-Patient kann und soll seinen Möglichkeiten und seinen Interessen entsprechend Sport treiben. Besonders zu empfehlen sind Schwimmen, Radfahren und Gymnastik nach Musik (weniger z. B. monotones Krafttraining). Auch neue und ungewohnte Sportarten sollten ohne große Angst probiert werden. Dabei soll der Betroffene das eigene Wohlbefinden als Maßstab nehmen und das Ausmaß der Belastung individuell bestimmen. Die Grenze, nämlich eine leicht- bis mittelgradig spürbare Ermüdung, kann dabei durchaus von Tag zu Tag wechseln. Dies sollte man berücksichtigen.

Impfungen

Impfungen sind bei MS-Patienten im Prinzip möglich. Nur die Pockenschutzimpfung sollte bei MS-Patienten grundsätzlich unterbleiben. Diese Impfung spielt heute praktisch keine Rolle mehr. Die frühere Impfpflicht ist aufgehoben, da es keine Pockenepidemie mehr gibt.

Impfungen sollten bei MS-Patienten nicht ohne triftigen Grund durchgeführt werden, vor allem nicht während eines akuten Schubes oder einer Verschlechterung und nicht während einer immunsuppressiven Behandlung (z. B. Kortikosteroide, Azathioprin).

Die Tetanusschutzimpfung ist wie bei allen Personen bei Verletzungen zu empfehlen. Impfungen gegen Masern und Mumps werden im allgemeinen im Säuglings- und Kleinkindesalter durchgeführt und sind für Erwachsene nicht mehr relevant. Die Rötelnimpfung wird bei Mädchen, die noch keine Abwehrstoffe (Antikörper) besitzen, im Alter zwischen 11 und 14 Jahren durchgeführt, also im allgemeinen vor dem möglichen Beginn einer MS. Theoretisch sind diese Impfungen auch bei der MS möglich. Für Grippeimpfungen gelten die allgemein, auch bei Gesunden, eingeschränkten Empfehlungen. Sie bieten keinen Schutz gegen die gewöhnlichen Erreger von

Schnupfen und »Grippe«, sondern nur gegen bestimmte Influenzaviren. Da der Nutzen sowieso umstritten ist, gibt es keine besondere Notwendigkeit, speziell MS-Patienten zu impfen. Falls in seltenen Fällen das Risiko einer Tollwut-Infektion besteht, kann der heutige moderne Impfstoff angewendet werden. In bestimmten außereuropäischen Ländern sind von der WHO Impfungen gegen Gelbfieber und Cholera vorgeschrieben. Falls eine Reise in ein solches Land notwendig ist, können diese Impfungen durchgeführt werden. Das gleiche gilt im allgemeinen für die medikamentöse Malariaprophylaxe (hierfür gibt es keine Impfung); die Probleme der Prophylaxe (kein hundertprozentiger Schutz, mögliche Nebenwirkungen bestimmter Medikamente) gelten für alle Personen. Die durch Zecken übertragene Virusenzephalitis kommt bei uns in den meisten Regionen nicht vor. Auf die Impfung kann bei MS-Patienten im allgemeinen verzichtet werden. Gegen die auch von Zecken übertragenen Borrelien (Bakterien) gibt es keine Impfung.

Ernährung

Es gibt keine Diät, die die MS heilt oder den Verlauf der MS beeinflussen kann. Eine Diät ist also nicht unbedingt erforderlich. Vor allem ist es nicht notwendig, daß sich der MS-Patient zu einer Diät zwingt, die seinem Geschmack nicht entspricht. Wichtig ist, auf eine ausgewogene Ernährung zu achten und Übergewicht zu vermeiden. Auch ohne große Umstellung der Ernährungsgewohnheiten kann man sinnvolle und allgemein gesundheitsfördernde Aspekte berücksichtigen: z. B. frisches Obst, ballaststoffreiche Nahrung, Bevorzugung ungesättigter Fettsäuren (im allgemeinen Öle) gegenüber gesättigten Fettsäuren (im allgemeinen gehärtete tierische Fette).

Belastungen

Bei Erkrankungen wie der MS, deren Ursache nicht exakt bekannt ist und deren Verlauf im einzelnen nicht vorhersehbar ist, stellt sich immer wieder die Frage, ob die Erkrankung durch äußere Faktoren (wie z. B. Infekte, Verletzungen, psychische Belastungen und Streß) ausgelöst oder verschlechtert werden kann. Oft wird ein zufälliges äußeres Ereignis, das zeitlich in der Nähe des Beginns oder eines Schubes liegt, verantwortlich gemacht. Ohne eine im Körper schon längere Zeit vorhandene Krankheitsbereitschaft kann die MS jedoch nicht entstehen. Im sozialen Entschädigungsrecht gibt es dennoch die Möglichkeit, daß ein Zusammenhang rechtlich (nicht wissenschaftlich) anerkannt wird, z. B. wenn die MS in einem bestimmten zeitlichen Zusammenhang mit Belastungen während des Kriegsdienstes auftritt.

Verschlechterungen einer bekannten MS im Rahmen von Infektionskrankheiten sind erfahrungsgemäß möglich. Meist handelt es sich um vorübergehende Verschlechterungen, nur selten um einen echten neuen Schub. Fieber sollte frühzeitig mit kalten Umschlägen oder Medikamenten gesenkt werden. Bei Schnupfen oder unkomplizierten Erkältungskrankheiten, die in der Regel durch Viren verursacht werden, sind meist die üblichen lokalen Anwendungen (z. B. Nasentropfen, Lutschtabletten für den Hals, Inhalationen) in Verbindung mit einer vorübergehenden Schonung ausreichend. Bei komplizierenden bakteriellen Infektionen (z. B. gelbliches Nasensekret, eitriger Auswurf) oder bei primär bakteriellen Erkrankungen (z. B. Mandelentzündung, Nierenbecken- und Blasenentzündung) ist eine konsequente antibiotische Behandlung zu empfehlen, die immer unter ärztlicher Kontrolle erfolgen sollte.

Operative Eingriffe, Narkosen, Zahnbehandlungen

Notwendige *Operationen* können bei MS-Patienten normal durchgeführt werden. Auch die *Narkose* kann der Anästhesist so wählen, wie sie für die spezielle Situation am besten ist. Falls die Wahl zwischen einer Vollnarkose oder einer Spinalanästhesie besteht (z. B. bei Operationen im Bereich der unteren Körperhälfte außerhalb des Bauchraumes), wird im Schrifttum über die MS gelegentlich eher die Vollnarkose empfohlen; dies muß man nicht zur strengen Regel machen. Bei Operationen, die zeitlich geplant werden können, legt man den Termin am besten in eine stabile Phase der MS. Der Patient sollte in allen Fällen dem Operateur und dem Anästhesisten mitteilen, daß er an MS erkrankt ist, ob er Medikamente einnimmt und, wenn ja, welche. Die *zahnärztliche Behandlung* kann wie bei Gesunden durchgeführt werden. Es sollten weder sanierte Zähne unnötigerweise entfernt werden in dem Glauben, die Füllung könne etwas mit der MS zu tun haben, noch darf eine notwendige Behandlung kranker Zähne unterbleiben. Auch eine lokale Betäubung kann ohne erhöhtes Risiko erfolgen.

Ein Problem kann auftreten, wenn Patienten mit deutlicher Spastik nach einem Unfall oder einer Operation längere Zeit im Bett liegen müssen. Durch die fehlende Übung kann die Bewegungsfähigkeit schnell nachlassen; die Patienten benötigen im Anschluß an das Krankenlager oft lange Zeit, bis sie ihr früheres Niveau wieder erreicht haben. Es ist daher die Behandlungsform zu empfehlen, die eine möglichst schnelle Mobilisierung erlaubt (z. B. bei der Behandlung von Knochenbrüchen); es sollte eine intensive und frühzeitige krankengymnastische Behandlung erfolgen; nach der Akutphase ist oft eine Anschlußbehandlung zur weiteren intensiven Krankengymnastik sinnvoll.

Nikotin, Alkohol und Medikamente

Zigarettenrauchen hat keinen negativen Einfluß auf die MS. Da es jedoch allgemein gesundheitsschädlich ist (erhöhtes Herzinfarkt-, Schlaganfall- und Lungenkrebsrisiko), lohnt es sich dennoch, das Rauchen aufzugeben. Auch Alkohol beeinflußt den Verlauf der MS nicht; Alkoholkonsum kann jedoch bestimmte Symptome wie Schwindel und Gleichgewichtsstörungen verstärken. Die meisten Patienten können aber ein Glas Wein zum Essen ohne Bedenken genießen.

Notwendige Medikamente für andere Erkrankungen (z. B. Bluthochdruck, Schilddrüsenerkrankung) können normalerweise unabhängig von der MS eingenommen werden. Der Patient sollte nur, wie auch bei Operationen, den behandelnden Arzt über die Diagnose MS und eingenommene Medikamente informieren, da sich verschiedene Arzneimittel gegenseitig beeinflussen und unspezifische Laborveränderungen hervorrufen können. Außerdem können Symptome durch verschiedene Organe hervorgerufen werden (z. B. Schwindelgefühl kann für den HNO-Arzt, den Internisten, den Neurologen und den Psychiater Bedeutung haben). Beruhigungsmittel und Schlafmittel können die Koordination und das Gleichgewicht negativ beeinflussen.

Pausen

Leichte Ermüdbarkeit und vorzeitige Erschöpfung bei Belastung können, auch ohne daß gravierende körperliche Krankheitszeichen vorliegen, spürbar sein. Es ist daher wichtig, im Tagesverlauf wiederholt kurze Pausen einzuplanen und diese bereits bei leichter, nicht erst bei völliger Erschöpfung einzulegen. Mehrere kurze Pausen sind sinnvoller als eine große Pause, da bei einer bestimmten Pausendauer zwei Drittel der gesamten Erholung bereits im ersten Viertel erfolgt; man spricht daher auch von kurzen lohnenden Pausen.

Arbeit und Beruf, MdE und Schwerbehinderung

Berufstätigkeit ist für viele Menschen notwendig für das Selbstwertgefühl und meist die Voraussetzung für finanzielle Unabhängigkeit. Die MS trifft nun gerade junge Menschen oder Erwachsene, die noch in der Ausbildung stehen oder schon mitten im Berufsleben. Hierzu gehört auch die Tätigkeit als Hausfrau oder Hausmann in einer Familie. Auch aus diesen Gründen wird die MS oft als bedrohlicher Einschnitt empfunden, anders als z. B. Alterserkrankungen, die man eher als naturgegeben ansieht. In Abhängigkeit vom Verlauf und den Symptomen kann die MS bei manchen Patienten nach kürzerer oder längerer Zeit die Berufsausübung einschränken oder gar unmöglich machen. Dies ist natürlich auch von der Tätigkeit abhängig; Arbeiter müssen erfahrungsgemäß eher die Arbeit aufgeben als Angestellte, Beamte und freiberuflich Tätige.

Die Feststellung einer MS ist nicht mit sofortiger Berufs- oder Erwerbsunfähigkeit gleichzusetzen. Eine begonnene Ausbildung sollte möglichst beendet werden; der Beruf sollte möglichst lange ausgeübt werden. Falls einzelne Symptome Schwierigkeiten bereiten, so ist zunächst eine Anpassung am Arbeitsplatz anzustreben, z. B. bei Wetterempfindlichkeit bezüglich Kälte, Nässe und Hitze eine Tätigkeit in geschlossenen Räumen, bei Gehschwierigkeiten Tätigkeiten überwiegend im Sitzen oder ohne längere Wege. Bei voreiliger Berentung (wozu oft Arbeitgeber und gelegentlich auch Krankenkassen drängen) ist die Rückkehr ins Berufsleben sehr schwierig. Eine nicht notwendige Berentung kann dazu führen, daß man sich in eine Kranken- und Behindertenrolle fügt, sich aufgibt und nicht die möglichen positiven Aspekte im Leben sucht und findet.

Falls eine Umschulung geplant ist, sollte neben dem Berufsberater ein Neurologe konsultiert werden, der ausreichende Erfahrung mit MS-Patienten hat und gewisse Aussagen über die weitere Prognose machen kann. Eine theoretisch sinnvolle Lösung ist auch eine Teilzeitbeschäftigung. Dies ist leider aus betrieblichen und versicherungsrechtlichen Gründen nicht so leicht und häufig durchsetzbar, wie man sich das wünschen würde.

Falls die Berufstätigkeit wegen der Behinderung durch die MS tatsächlich nicht mehr möglich sein sollte, ist andererseits eine Teil- oder Vollrente zu unterstützen; erfahrungsgemäß wird sie auch ohne größere Schwierigkeiten bei entsprechender medizinischer Begründung gewährt.

Der Grad der Behinderung, der für die Beurteilung der beruflichen Leistungsfähigkeit entscheidend ist, wird durch die *Minderung der Erwerbsfähigkeit (MdE)* ausgedrückt. Daneben gibt es den Grad der Behinderung nach dem Schwerbehindertengesetz, der vom Versorgungsamt zuerkannt wird und Bedeutung z. B. für die Benutzung von Behindertenparkplätzen, für verbilligte Fahrkarten im öffentlichen Verkehr, für die Befreiung von Rundfunkgebühren usw. hat. Abbildung 10-1 soll zeigen, daß bei MS der Grad der anerkannten MdE und der Prozentsatz der Schwerbehinderung nicht mit der tatsächlichen Behinderung korrelieren.

Bei 104 MS-Patienten haben wir die Behinderung mit einer Skala (von 0 bis 64) eingeschätzt (oberer Teil der Abb. 10-1). Es ist zu erkennen, daß die meisten Patienten nicht oder nicht schwer behindert sind. Spiegelbildlich nach unten ist bei den gleichen Patienten die Prozentzahl der anerkannten MdE und der Schwerbehinderung aufgetragen. Wie man sieht, werden relativ pauschal hohe Prozentsätze zuerkannt. Dies hat für den Betroffenen nicht nur Vorteile; es kann z. B. bei der Suche eines Arbeitsplatzes behinderlich sein und sich auch negativ auf das subjektive Erleben der eigenen Behinderung auswirken.

Schwangerschaft, Empfängnisverhütung

Jüngere Frauen, die an MS erkrankt sind, interessiert, ob eine Schwangerschaft Risiken für sie selbst oder das Kind bedeuten kann. Eine Schwangerschaft beeinflußt mit großer Wahrscheinlichkeit nicht den grundsätzlichen Verlauf einer MS. Während der Schwangerschaft ist das Risiko eines Schubes

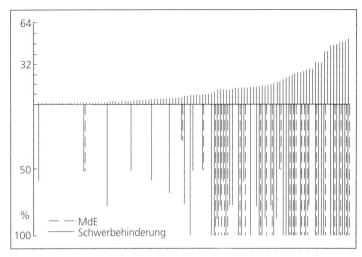

Abb. 10-1: Gegenüberstellung der Behinderungen am Arbeitsplatz (obere Skala 0-64) und der anerkannten Grade der Schwerbehinderung (untere Skala 0–100%) bzw. der MdE bei 104 MS-Patienten

eher etwas reduziert, im Vierteljahr nach der Entbindung etwas erhöht; dies bedeutet wahrscheinlich nur eine zeitliche Verschiebung von Schüben, die auch ohne Schwangerschaft aufgetreten wären. Der Zeitpunkt einer Schwangerschaft sollte möglichst in eine stabile Phase der MS fallen. Hiervon kann man ausgehen, wenn in den vorangegangenen zwei Jahren keine Schübe und keine Verschlechterungen aufgetreten sind.

Während einer immunsuppressiven Therapie (z. B. Imurek) eines Partners und ein halbes Jahr danach sollte eine Schwangerschaft vermieden werden, da Mißbildungen durch Schädigung der Keimzellen oder der sich teilenden kindlichen Zellen nicht auszuschließen sind. Da einige Monate nach Absetzen von Imurek das Risiko eines erneuten Schubs etwas erhöht ist, empfehlen wir bei Kinderwunsch Frauen, mit einer eventuellen Schwangerschaft bis ein Jahr nach Absetzen von Imurek zu warten, damit die Schwangerschaft zeitlich nicht in diese etwas labile Phase fällt. Während der Schwangerschaft sollten der Gynäkologe und Neurologe gemeinsam die Patientin betreuen und beraten. Die Entbindung kann im allgemeinen so erfolgen, wie es der Geburtshelfer für Mutter und Kind am sinnvollsten ansieht. Das theoretische Problem einer stärkeren Spastik in den Beinen, die den Geburtsvorgang erschweren könnte, ist bei jüngeren MS-Patientinnen mit Kinderwunsch meist nicht vorhanden und wäre nur bei schwerer betroffenen Patienten relevant.

Da die MS nicht ansteckend ist, können auch MS-Patientinnen ihr Kind ohne Bedenken stillen. Das Risiko, daß auch das Kind später an MS erkrankt, ist gering und relativ unbedeutend; es ist mit etwa 1% einzuschätzen (im Vergleich zu einem Promille in der Gesamtbevölkerung). Die Entscheidung für oder gegen ein Kind ist daher eher von der persönlichen Einstellung zu einem eigenen Kind abhängig und sollte in dem Verantwortungsbewußtsein erfolgen, daß ein Kind Freuden und Pflichten für viele Jahre bedeutet.

Empfängnisverhütende Maßnahmen können bei MS-Patientinnen wie bei nicht erkrankten Frauen durchgeführt werden, insbesondere ist auch die heute sicherste Methode mit hormonellen Kontrazeptiva (»Pille«) möglich; es gelten die gleichen Einschränkungen (z. B. Vorsicht bei gleichzeitigem Zigarettenkonsum). Frauen mit MS sollten sich diesbezüglich von ihrem Frauenarzt beraten lassen.

Arztkonsultation

Jeder MS-Patient sollte bei einem *Neurologen*, der Erfahrung mit der Erkrankung hat, in regelmäßiger Betreuung sein. Dies ist zum einen sinnvoll, damit der Patient bei Fragen einen Ansprechpartner hat. Zum anderen ist es bei subjektiven Verschlechterungen wichtig, daß der Arzt den Befund mit früheren Befunden vergleichen kann, um z. B. entscheiden zu können, ob ein neuer Schub vorliegt, welche diagnostischen und therapeutischen Maßnahmen notwendig sind. Auch für die Entscheidung über längerfristige Behandlungsmaßnahmen (z. B. über Imurek) ist es notwendig, daß der Patient schon zu Beginn der Erkrankung in Kontakt zum neurologischen Facharzt bleibt, auch wenn er sich nach dem ersten oder zweiten Schub wieder völlig gesund fühlt.

Wie häufig eine Konsultation des Arztes nötig ist, hängt vom Einzelfall ab. Zu Beginn der Erkrankung, bei wechselhaftem Verlauf und bei Änderung der Medikation ist ein engmaschiger Kontakt zwischen Arzt und Patient zu empfehlen, bei sehr gutem Verlauf ohne Probleme ein Arztbesuch mindestens einmal im Jahr. Da die MS in vielen Lebensbereichen spürbar sein kann, kann der Patient auch in Fällen, in denen er unsicher ist, ob etwas die MS beeinflussen kann oder auf sie zurückzuführen ist, seinen Arzt fragen.

Bei einer akuten Verschlechterung sollte der Patient kurzfristig den Neurologen aufsuchen, da frische Symptome im allgemeinen bei sofortigem Therapiebeginn besser zu beeinflussen sind, als wenn sie schon längere Zeit bestehen. Dies gilt vor allem für schwerwiegende Symptome, wie spastische Lähmungen, Gleichgewichtsstörungen, von den Füßen zum Rumpf aufsteigende Gefühlsstörungen und für Sehstörungen. Bei leichten Gefühlsstörungen, die nicht ausgedehnt sind und an funktionell unwichtigen Stellen (z. B. am Rumpf) lokalisiert sind, ist es nicht so schlimm, einige Tage abzuwarten. Falls leichte Schwankungen im Befinden auftreten und frühere Symptome durch äußere Einflüsse (z. B. Wetter, Überlastung) etwas deutlicher bemerkt werden, kann im allgemeinen bis zu einer Woche abgewartet werden. Diese Störungen sollten nur Stunden bis wenige Tage andauern und mit dem Ende des auslösenden Ereignisses wieder spontan abklingen.

Arztkonsultation

Zusammenfassung

Die MS begleitet den Betroffenen ein Leben lang und kann so verschiedene Bereiche des Lebens beeinflussen. Vielfach werden unnötige oder übertriebene und pauschale Einschränkungen empfohlen, weniger jedoch die positiven Möglichkeiten und Freiheiten aufgezeigt. Jeder Betroffene kann in der Regel seine eigene Belastungsgrenze austesten und herausfinden, was für ihn gut ist.

11 Psychische Aspekte

Die Mitteilung der Diagnose MS kann beim Betroffenen verschiedene unangenehme Gefühle auslösen: Unsicherheit über die weitere Zukunft, Angst vor einer unbekannten chronischen Erkrankung, Ärger und Wut über das eigene Betroffensein. Diese Gefühle sind anfänglich normal, dürfen jedoch nicht auf Dauer vorherrschen und zu Depressionen führen. Auch der Arzt, der dem Patienten die Diagnose mitteilt, ist nicht frei vom Gefühl der Betroffenheit und Unzulänglichkeit, zumal er die Erkrankung nicht heilen kann. Das Leben mit einer chronischen Erkrankung erfordert einen andauernden Anpassungs- und Lernprozeß zur Findung neuer positiver Ziele und Wege. Dieser Prozeß wird von der Persönlichkeit des Betroffenen, von der Erkrankung und ihrem Verlauf, von familiären Bindungen und beruflichen Gegebenheiten beeinflußt. Die gewohnte Rollenverteilung kann sich unter Umständen durch die Krankheit ändern. Wichtig ist, daß der MS-Betroffene eine eventuelle Behinderung nicht als Entschuldigung gebraucht, um Verantwortung abzulehnen oder sich zurückzuziehen; andererseits ist es notwendig, die MS und möglicherweise durch sie bedingte Grenzen zu akzeptieren, ohne die Schuld bei anderen oder im eigenen Versagen zu suchen.

Der Anpassungsprozeß betrifft nicht nur den MS-Patienten, sondern auch seine Familie, seinen Freundes- und Bekanntenkreis. Für Angehörige und Freunde kann es schwierig sein, den richtigen Weg mit dem Betroffenen zu gehen. Es ist zum Beispiel für Gesunde schwierig, Symptome wie Kribbeln in den Händen, Sehstörungen, leichte Gleichgewichtsstörungen, vorzeitige Ermüdung und Erschöpfung richtig zu bewerten. Solche

Krankheitszeichen können leicht verkannt werden, da man sie nicht »sehen« kann oder aus der eigenen Erfahrung nicht kennt. Andererseits kann die Gefahr bestehen, daß sich alle Familienmitglieder nach dem Kranken richten. Der MS-Kranke und die nicht Betroffenen sollten sich daher gegenseitig zugestehen, daß jeder weiterhin seinen eigenen Interessen, Hobbys und Freizeitaktivitäten soweit wie möglich nachgeht; denn sonst sind beide Seiten frustriert: der MS-Betroffene, weil er sich emotional, körperlich und finanziell abhängig fühlt, der gesunde Partner, weil er sich eingeengt und ebenfalls gebunden fühlt. Beide Seiten müssen lernen, ihre Gefühle, seien sie angenehm oder unangenehm, zu zeigen und über ihre Wünsche, Ängste, Sorgen offen miteinander zu reden. Gefühle, die man verdrängt oder nicht wahrhaben möchte, können zu körperlichen Symptomen führen, z. B. auch zu einer Verschlechterung von MS-Symptomen. Dies gilt speziell für unangenehme Gefühle (wie Ärger, Wut, Neid) gegenüber einem Freund oder Ehepartner, die man nicht äußert aus Angst, ihn zu verlieren.

Im Verhältnis von Eltern zu ihren Kindern gibt es einige zusätzliche Aspekte. Ist ein Elternteil erkrankt, ist es sinnvoll, die Kinder ihrem Alter angepaßt zu informieren. Kleinkindern kann man erklären, daß die Erkrankung der Mutter oder des Vaters nicht Verlust oder sogar Tod bedeutet, auch nicht bei einem eventuell notwendigen Krankenhausaufenthalt. Für ältere Kinder kann das Aufwachsen mit einem chronisch Kranken das Erlernen von Rücksichtnahme und das verständnisvolle Übernehmen von Aufgaben bedeuten; kindliche Unbesorgtheit und spielerische Freiheit dürfen jedoch nicht völlig durch Erwachsenenpflichten unterdrückt werden.

Erkranken Jugendliche an einer MS, so neigen die Eltern oft dazu, die Betroffenen wieder wie Kinder zu umsorgen und die Loslösung vom Elternhaus zu verzögern. Je nach Persönlichkeit kann dies beim jugendlichen MS-Patienten zu einem Verlust an eigener Initiative oder zu vermehrtem Widerstand gegenüber den Eltern führen. Ratschläge von den Eltern können eher angenommen werden, wenn sie ohne Bedingung angeboten und nicht aufgedrängt werden. Gerade für den jungen MS-

Betroffenen, den die Erkrankung zu Beginn der beruflichen Laufbahn und neuer Freundschaften trifft, ist es für das Selbstwertgefühl wichtig, daß er Verantwortung für sich und andere übernimmt.

Bei einem Treffen mit MS-Patienten habe ich den Satz gehört: »Die MS ist besser als ihr Ruf.« Dies gilt sicherlich für die meisten Patienten. Man kann mit der MS leben, oft leicht, manchmal mühsam, gelegentlich schwer. Der MS-Betroffene sollte sich nicht zu lange mit der Frage beschäftigen: »Warum habe gerade ich die Erkrankung bekommen?«, sondern mit der Frage: »Welche Ziele sind für mich wichtig, wie kann ich meine Interessen, meine Talente, meine Fähigkeiten trotz eventueller Einschränkungen für diese positiven Ziele einsetzen, welche Aufgaben und welche Verantwortung kann ich trotz MS übernehmen?«

Zusammenfassung
Das Leben mit einer chronischen Erkrankung kann für den Betroffenen, für Angehörige und Freunde einen langdauernden Anpassungs- und Lernprozeß bedeuten. Wichtig ist es, für sich positive Lebensziele zu finden, neue Wege zu beschreiten, Aufgaben und Verantwortung den Möglichkeiten entsprechend zu übernehmen und zu lernen, die eigenen Gefühle, Gedanken mit nahestehenden Menschen in offener und positiver Weise auszutauschen.

12 DMSG (Deutsche Multiple-Sklerose-Gesellschaft)

Die Deutsche Multiple-Sklerose-Gesellschaft (DMSG) ist ein 1952 gegründeter gemeinnütziger und eingetragener Verein. In der BRD sind etwas weniger als die Hälfte der MS-Betroffenen Mitglieder. Diese bilden keinen repräsentativen Querschnitt, da sich unter ihnen verhältnismäßig viele schwerer Betroffene, Ältere und länger Erkrankte befinden. Das Bild, das in der Öffentlichkeit über die MS vorherrscht, wird daher durch die DMSG nicht ausreichend korrigiert, sondern eher bestätigt. Dieser Hinweis ist nicht als negative Kritik zu verstehen, sondern zum einen als Information für den jungen oder neu erkrankten MS-Patienten, der wissen muß, daß das Spektrum der Mitglieder nicht dem wirklichen Spektrum der MS entspricht; zum anderen kann dies als Aufforderung an die DMSG verstanden werden, diesen Aspekt in ihrer Arbeit verstärkt zu berücksichtigen, vielfältiger zu erscheinen, sich für alle zu öffnen, ohne alle einverleiben zu wollen. In den letzten Jahren haben sich die angesprochenen Ungleichgewichte in der Mitgliedschaft bereits etwas vermindert; außerdem sucht sich die DMSG seit 1989 verstärkt dem Neuerkrankten zuzuwenden.

Die DMSG leistet wertvolle Dienste in der Beratung, Information und Betreuung von MS-Patienten. Sozialarbeiter und Psychologen bieten ihre Unterstützung bei familiären, beruflichen und wirtschaftlichen Problemen an, nicht nur für den Betroffenen, sondern auch für Angehörige. Es werden auch medizinische Informationen und Hilfen vermittelt.

Ein wichtiger Aspekt ist auch, daß sich die MS-Patienten treffen können, Erfahrungen und Informationen austauschen und sich so gegenseitig helfen können, mit der Erkrankung zu leben. Erfahrungsaustausch mit anderen Betroffenen bei einer Erkrankung, die so viele Erscheinungsbilder haben kann und bei der noch keine allgemein anerkannte und standardisierte Behandlung durchgeführt wird, kann aber auch vermehrte Verunsicherung bedeuten (z. B. Themen wie Lumbalpunktion, Außenseitermethoden, Imurek). Auch deshalb ist es notwendig, daß der MS-Betroffene auf ausführliche, kritische und möglichst objektive Informationen zurückgreifen kann.

Adressen

DMSG (Bundesverband)
Vahrenwalderstr. 205–207
30165 Hannover
Tel.: (0511) 633023

Hier sind auch die Adressen der Landesverbände zu erfahren, die entsprechend den Bundesländern gegliedert sind.

Schweizerische Multiple-Sklerose-Gesellschaft (SMSG)
Priener Str. 1
Postfach
CH-8036 Zürich
Tel.: (01) 4614600

Österreichische Multiple-Sklerose-Gesellschaft Dachverband
Neurologische Universitätsklinik
Waehringer Gürtel 18–20
A-1090 Wien
Tel.: (140400) 3121

13 Glossar

Achsenzylinder = Axon:
Langer Fortsatz einer Nervenzelle, der die Nervenimpulse weiterleitet und von einer Myelinscheide umgeben sein kann.

ACTH = Adrenocorticotropes Hormon:
Hormon, das in der Hypophyse (Hirnanhangdrüse) gebildet wird und die Nebennierenrinde zur Bildung bestimmter Hormone (z. B. von Kortikosteroiden) anregt.

Allergie:
Krankhafte Immunreaktion; veränderte Reaktionslage des Körpers nach einer Sensibilisierung durch ein Antigen.

Anamnese:
Vorgeschichte eines Kranken.

Antidepressiva:
Medikamente, die primär gegen Depressionen oder depressive Verstimmungen gerichtet sind; daneben wirksame Mittel gegen Schmerzen; bei Blasenstörungen hilfreich durch bestimmte Nebeneffekte auf die Blasenmuskulatur.

Antigene:
Stoffe, die eine Immunantwort auslösen und die mit spezifischen Antikörpern reagieren können (Beispiele für Antigene sind Blütenpollen, artfremdes Eiweiß, bei bestimmten Erkrankungen auch körpereigenes Eiweiß).

Antikörper:
Eiweißkörper (Immunglobuline), die vom Organismus gegen Antigene spezifisch gebildet werden und mit diesen reagieren können.

Ataxie:
Gestörte Bewegungskoordination; gestörtes Zusammenspiel von Muskeln, z. B. bei einer Erkrankung des Kleinhirns (zerebelläre Ataxie) oder bei einem Ausfall des Lagesinns.

Autoantikörper:
Antikörper (siehe dort), die vom Organismus gegen körpereigene Antigene (siehe dort) gebildet werden und Krankheiten hervorrufen können.

Autoimmunreaktion:
Fehlerhafte Reaktion des Immunsystems gegen körpereigenes Gewebe.

Axon:
siehe Achsenzylinder.

Azathioprin:
Handelsname Imurek; immunsuppressiv wirksames Medikament.

Babinski-Reflex:
Großzehenzeichen; wird durch kräftiges Bestreichen des äußeren Fußsohlenrandes geprüft; eine Bewegung der Großzehe nach oben spricht für eine Störung der motorischen Bahn im ZNS (Pyramidenbahn); benannt nach dem Neurologen Joseph Babinski (1857–1932).

BAEP:
*A*kustisch *e*vozierte *P*otentiale, die überwiegend im Hirnstamm (*b*rain stem) entstehen; elektrophysiologisches Untersuchungsverfahren, um die Leitung der Hörbahn zu überprüfen (siehe auch evozierte Potentiale).

Basisches Myelinprotein (BMP):
Eiweiß (Protein), das Bestandteil der Myelinscheide im ZNS ist; in einem Tiermodell wird BMP als Antigen injiziert, um in einem fremden Tierstamm eine experimentell allergische Enzephalitis (EAE) auszulösen; diese hat Ähnlichkeiten mit der MS.

Borreliose:
Erkrankung, die durch bakterienähnliche Erreger (Borrelien) hervorgerufen wird; in den letzten Jahren zunehmende Bedeutung durch Entdeckung von Borrelia burgdorferi, die von Zecken (Holzböcken) übertragen wird.

Cerebellum (lat.):
Kleinhirn.

Cerebrum (lat.):
Gehirn.

Computertomographie (CT):
Computergesteuertes Röntgenverfahren, um Schichtaufnahmen von bestimmten Körperregionen anzufertigen; zur Untersuchung des Kopfes kraniale Computertomographie.

Cortex (lat.):
Rinde, z. B. Hirnrinde und Nebennierenrinde.

Demyelinisierung:
siehe bei Entmarkung.

Detrusor (vesicae):
Zusammenfassende Bezeichnung für die Muskeln, die durch ihre Kontraktion die Blase (vesica) entleeren.

Diagnose:
Feststellen, Erkennen und Benennen einer Erkrankung.

Differentialdiagnose:
Unterscheidung verschiedener Krankheitsbilder, die ähnliche Symptome hervorrufen können.

Dysarthrie:
Störung des Sprechens infolge einer neurologischen Erkrankung; z. B. in Form einer undeutlichen, verwaschenen Aussprache oder eines unharmonischen Sprachflusses.

EAE:
siehe bei *e*xperimentell *a*llergische *E*nzephalomyelitis.

Encephalomyelitis disseminata (E. d.):
Andere Bezeichnung für MS (Encephalon = Gehirn, Myelon = Rückenmark, die Endung »itis« steht für Entzündung, disseminata für verstreut liegend); E. d. bedeutet somit Entzündung des Gehirns und Rückenmarks an verschiedenen Stellen.

Encephalon (griech.):
Gehirn.

Entmarkung = Demyelinisierung:
Schädigung oder Verlust der Markscheiden, die die Nervenaxone umgeben; bei der MS z. B. innerhalb der Entzündungsherde (daher die Bezeichnung Entmarkungskrankheit).

Ergotherapie:
Beschäftigungstherapie; bei der MS angewendet, um gestörte Funktionen für alltägliche Verrichtungen zu verbessern.

Euphorie:
Gehobene, heitere Stimmung, die nach Einschätzung Außenstehender dem Zustand nicht angemessen ist.

Evozierte Potentiale:
Durch äußere Reize ausgelöste Spannungsdifferenz im Nervensystem, die auf der Körperoberfläche nach wiederholten Reizen meßbar ist; damit ist es z. B. möglich, die Leitung in der Sehbahn (VEP), der Hörbahn (AEP oder BAEP) oder in bestimmten sensiblen Bahnen (SEP) zu messen.

Experimentell allergische Enzephalomyelitis (EAE):
Im Tierversuch künstlich, d. h. experimentell durch Injektion von BMP (siehe dort) ausgelöste allergische Enzephalomyelitis; aufgrund ihrer Ähnlichkeit mit der MS dient sie in der Forschung als Modellerkrankung zur Untersuchung möglicher Ursachen der MS und zur Überprüfung neuer Therapieverfahren.

Gammaglobuline:
siehe Immunglobulin.

Graue Substanz:
Der Teil des ZNS, der überwiegend Nervenzellen enthält; entspricht im Gehirn der Rinde, im Rückenmark dem inneren (schmetterlingsförmigen) Anteil (siehe Abb. 1-2, S. 15).

Hippotherapie:
Krankengymnastik auf einem speziell geschulten Pferd ohne Sattel; die Bewegungen und die Wärme des Tieres übertragen sich direkt auf den Reiter; dies soll sich speziell auf Spastik und Ataxie günstig auswirken.

HLA (human leucocyte antigen)-System:
Gewebsantigene des Menschen, die genetisch festgelegt sind und die z. B. Bedeutung für die Annahme oder Abstoßung eines transplantierten Fremdorgans haben (Transplantatantigene); das HLA-System ist bei bestimmten Immunreaktionen erforderlich zur Erkennung des (Fremd- oder Auto-)Antigens.

Immunglobuline = Gammaglobuline:
Bestimmte Eiweiße aus der Gruppe der Globuline, die Antikörpern entsprechen und sich spezifisch mit Antigenen binden können.

Immunsuppression:
Unterdrückung von Immunvorgängen; notwendig z. B. zur Verhütung der Abstoßreaktion bei Organverpflanzungen oder bei fehlerhaften Immunreaktionen des Körpers gegen eigenes Gewebe.

Inkontinenz (z. B. Urinkontinenz):
Unfähigkeit, Urin willkürlich zurückzuhalten, so daß es zum unfreiwilligen Urinabgang kommt.

Intentionstremor:
Zittern (Tremor), das dann auftritt, wenn man eine Bewegung ausführt; vorkommend z. B. bei Störungen der Kleinhirnfunktion.

Interferone:
Von Körperzellen gebildete Eiweiße, die eine gegen Viren gerichtete Wirkung haben und das Immunsystem beeinflussen können.

Intrathekal:
Innerhalb der Hüllen (theka = Hülle) des ZNS, d. h. innerhalb des Liquorraums.

Inzidenz:
Neue Erkrankungsfälle innerhalb eines bestimmten Zeitraums (meist ein Jahr) in einer Region, bezogen meist auf 100000 Einwohner.

Isoelektrische Fokussierung:
Elektrophoretische Auftrennung von Eiweiß (meist Immunglobulinen) entsprechend dem isoelektrischen Punkt (Elektrophorese: Auftrennung eines Substanzgemisches im elektrischen Feld; isoelektrischer Punkt: Konzentration von Wasserstoffionen [pH-Wert], bei der eine Substanz gleich viele saure und basische Gruppen hat); Verfahren, um oligoklonale Antikörper (siehe dort) im Liquor bei MS-Patienten darzustellen.

Kernspintomographie:
Nuklearmagnetische Resonanztomographie; neues Diagnoseverfahren, bei dem Schnittbilder vom Körper durch Anregung von Atomkernen in einem Magnetfeld gewonnen werden.

Klonus:
Rhythmische, gleichförmig ablaufende und unwillkürliche Muskelzuckung (z. B. Fußklonus); kann bei einer Spastik auftreten.

Koordination:
Geordnetes und harmonisches Zusammenwirken von Muskeln bei einer Bewegung.

Kortikosteroide:
Hormone der Nebennierenrinde; hierzu gehören z. B. Kortisol und Kortison und die synthetisch hergestellten Hormone mit gleicher Wirkung.

Leukozyten:
Weiße Blutkörperchen.

Lhermitte-Zeichen:
Nackenbeugezeichen; elekrisierendes Gefühl den Rücken entlang bei Bewegung des Kopfes; unspezifisches Phänomen, das bei ver-

schiedenen Erkrankungen im Bereich des Halsmarkes auftreten kann, bei MS z. B. durch Entzündungsherde in der sensiblen Bahn.

Liquor (= Flüssigkeit):
Kurzbezeichnung für Liquor cerebrospinalis (= Gehirn-Rückenmarks-Flüssigkeit, Nervenwasser); umfließt Gehirn und Rückenmark und kann bei verschiedenen Erkrankungen des ZNS Veränderungen zeigen.

Lumbalpunktion (LP):
Untersuchungsvorgang zur Gewinnung von Liquor; Einstich (Punktion) mit einer dünnen Nadel in der unteren Lenden(Lumbal)region.

Lymphozyten:
Besondere Form der weißen Blutzellen, die wie die übrigen Zellen im Blut aus dem Knochenmark abstammen und sich in bestimmten lymphatischen Organen zu T-Zellen und B-Zellen weiterentwickeln können; T-Lymphozyten sind thymusabhängig und für die zellgebundene Immunreaktion verantwortlich, B-Lymphozyten als Vorläufer der Plasmazellen für die antikörpervermittelte Immunreaktion.

Marklager:
Besteht aus Bahnen markhaltiger Nervenfasern; entspricht der weißen Gehirnsubstanz.

Markscheide = Myelinscheide:
Hülle aus fett- und eiweißhaltigen Membranen, die die Axone der Nervenzellen umgeben und zur Isolierung und Beschleunigung der Impulsleitung dienen.

Miktion:
Harnlassen.

Motorik:
Willkürliche, vom Gehirn gesteuerte Bewegungsvorgänge.

MRT:
Abkürzung für (nuklear)*m*agnetische *R*esonanz*t*omographie; siehe Kernspintomographie.

Multipel:
Vielfach.

Myelinscheide:
siehe Markscheide.

Myelon (griech.):
Rückenmark.

Nervenwasser:
siehe Liquor.

Neuralgie:
Anfallsartige Schmerzen im Ausbreitungsgebiet eines Nervs.

Neurologe:
Arzt, der sich mit den organischen Erkrankungen des Nervensystems und der Muskulatur befaßt.

NMR:
Abkürzung für *n*uklear*m*agnetische *R*esonanztomographie; siehe Kernspintomographie.

Nystagmus: Augenzittern; unwillkürliche, rhythmische schnelle Bewegungen der Augäpfel.

Oligodendrozyten:
Zellen, die zur Stützsubstanz des ZNS gehören; sie bilden die Markscheiden, die die Nervenfortsätze umhüllen.

Oligoklonale Antikörper:
Antikörper (siehe dort), die von wenigen (oligo-), genetisch identischen Zellstämmen (Klonen) abstammen.

Osteoporose:
Mangel an Knochengewebe.

Plaque (französisch):
Fleck; bei MS Bezeichnung für die Herde im ZNS; daher Name »sclérose en plaques« im Französischen für MS.

Plasmazellen:
Zellen, die Antikörper produzieren; entwickeln sich aus B-Lymphozyten (siehe bei Lymphozyten).

Prävalenz:
Zahl der Personen, die zu einem bestimmten Zeitpunkt in einer Region an einer bestimmten Krankheit leiden, bezogen auf 100 000 Einwohner.

Prognose:
Zu erwartender weiterer Krankheitsverlauf.

Progression:
Fortschreiten z. B. einer Erkrankung.

Pyramidenbahn:
Motorische Bahn im ZNS, die die willkürlichen Bewegungsimpulse vom Gehirn zum Rückenmark leitet; bei Schädigung kann eine spastische Lähmung entstehen.

Reflex:
Unwillkürliche Muskelkontraktion, die als Antwort des Nervensystems auf einen äußeren Reiz (z. B. Schlag mit dem Reflexhammer auf eine Sehne) entstehen kann.

Remission:
Rückgang von Krankheitszeichen.

Retrobulbärneuritis:
Entzündung des Sehnervs hinter dem Augapfel.

Schub:
Relativ kurzfristiges Auftreten neuer oder alter Krankheitssymptome mit eventueller anschließender Remission, beinhaltet nicht vorübergehende Verschlechterung im Rahmen äußerer Einflüsse.

Sensibilität:
In der Neurologie Oberbegriff für die Sinnesempfindungen Berührung, Druck, Schmerz, Temperaturempfinden, Lage- und Vibrationssinn.

SEP = somatosensorisch evozierte Potentiale:
siehe evozierte Potentiale.

Sklerose:
Verhärtung, Vernarbung; abgeleitet von skleros (griech.) = hart.

Slow virus:
Viren sind Kleinstparasiten, die sich nur in lebenden Zellen vermehren können; slow virus: Virus, der erst nach Moanten oder Jahren zu einer allmählichen Schädigung der Zellen eines infizierten Organs führen kann.

Spastik:
Krankhafte Erhöhung des Muskeltonus.

Spinal:
Zur Wirbelsäule bzw. zum Rückenmark gehörend.

Symptom:
Krankheitszeichen.

Tonus:
Spannung, z. B. Muskelspannung.

Tremor:
Zittern.

Trigeminusneuralgie:
Neuralgie (siehe dort) des sensiblen Gesichtsnervs, des Nervus trigeminus.

Ungesättigte Fettsäuren:
Säuren mit Kohlenwasserstoffketten (10–24 Kohlenstoffatome), die eine oder mehrere Doppelbindungen haben; Fettsäuren mit mehr als einer Doppelbindung sind mehrfach ungesättigte oder essentielle Fettsäuren (sogenanntes Vitamin F).

Vegetatives Nervensystem = autonomes Nervensystem:
Gesamtheit der Nerven, die nicht direkt dem Willen unterworfen sind und lebenswichtige Funktionen wie Atmung, Stoffwechsel, Verdauung usw. regeln; das vegetative Nervensystem besteht aus dem

sympathischen und dem parasympathischen Anteil, die zum Teil gegensätzliche Wirkungen zeigen.

Ventrikel:
Kammer; im Gehirn Bezeichnung für die liquorgefüllten Hirnkammern.

VEP = visuell evozierte Potentiale:
siehe evozierte Potentiale.

Weiße Substanz:
siehe Marklager.

ZNS = Zentralnervensystem:
Bestehend aus Gehirn und Rückenmark.

Sachregister

ACTH 66
akustisch evozierte Potentiale (AEP) 40
Anamnese 37
Anästhesie 42, 92
Angiographie 51
Antikörper 21, 43
Antispastika 73f., 76
Ataxie 29, 74, 79
Aufklärung 54, 87
Autoimmunreaktion 23, 43
Axone 13, 17
Azathioprin 67f.

Babinski-Reflex 38
basisches Myelinprotein 23, 85
Bauchpresse 75
Beruf 31, 94
Blasenstörung 30, 61, 74f.
Blut-Hirn-Schranke 23, 48, 64
Borreliose 58, 90

Computertomographie 50
Cyclophosphamid 69
Cyclosporin A 70

Desoxyspergualin 71
diagnostische Kriterien 53
Differentialdiagnose 57f.
Druckgeschwüre 62
Dysarthrie 29f.

EEG (Elektroenzephalogramm) 50
Empfängnisverhütung 95f.
Encephalomyelitis disseminata 13
Entmarkung 15, 23
Entspannungsübungen 80
Epilepsie 32, 74
erbliche Veranlagung 19f.
Ergotherapie 77f.
Erkrankungsalter 25f., 33f.
Erkrankungsbeginn 25
Erkrankungsrisiko 19f., 22, 25, 97
Ermüdbarkeit 31, 93
Ernährung 61, 72, 84, 90
Erschöpfbarkeit 31, 93
Euphorie 31
evozierte Potentiale 39f., 52

Fingernachzeigeversuch 38
Finger-Nase-Versuch 38
FSME-Virus 58, 90

Gadolinium 48
Gefühlsstörungen 28, 38, 74, 79
Gleichgewicht 29
graue Substanz 13, 15

Hippotherapie 79
Hirnnerven 38f.
HLA-System 22

Immunglobulin 44, 64
Immunsuppression 64, 67f., 96
imperativer Harndrang 30, 75
Impfung 58f., 89f.
Imurek 67f., 96
Inkontinenz 76f.
Intentionstremor 29
Interferone 70
intrathekale Therapie 67, 73f.
Inzidenzrate 25
isoelektrische Fokussierung 44

Katheter 76f.
Kernspintomographie 44ff., 52f.
Kleinhirn 14, 29f.
Klonus 29
Knie-Hacken-Versuch 38
Komplikationen 61f.
Kontraktur 61f.
Kortison 48f., 64ff.
Krankengymnastik 77f., 89

Lagesinn 29, 38
Lhermitte-Zeichen 28
Liquor 41ff., 52f.
Lumbalpunktion 41f.
Lymphozyten 23, 43

Magnetfeld 44f.
Markscheide (siehe auch
  Myelinscheide) 13f.
Mitoxantron 69f.
motorische Störung 28f., 73,
  77f., 80
Multiple Sklerose
– Definition 13ff.
– Diagnose 37ff.
– Entstehung 19ff.
– Symptome 27ff.
– Therapie 63ff.

– Verlauf 33ff.
Myelinscheide 13, 17
Myelographie 51

Nebennierenrinde 64ff.
Nervensystem
– autonomes (vegetatives) 30,
  74ff.
– peripheres 13
Nervenwasser 41ff.
nuklearmagnetische Resonanztomographie 44ff.
Nystagmus 27, 38

Obstipation 30, 61
Oligodendrozyten 13, 17
oligoklonale Antikörper
  (oligoklonale Banden) 44
Optikusneuritis (siehe auch
  Sehnerv) 27
Osteoporose 62, 66

Papillenabblassung 38f.
Physiotherapie 77ff.
Plasmazellen 43
Pneumenzephalographie 51
»postpunktionelle« Beschwer-
  den 42f.
Prävalenzrate 19, 20, 25
Prognose 34f.
Progression 34
psychische Probleme 31, 87,
  101ff.
Pyramidenbahn 38

Reflexe 38
Remission 33
Restharn 30, 61, 75f.
Retrobulbärneuritis (siehe auch
  Sehnerv) 27
Rollstuhl 81

Sachregister

Schachbrett 39f.
Schmerzen 31f., 74, 78
Schub 33f.
Schwangerschaft 67, 95f.
Sehnerv 27, 37f., 39f., 52
Sensibilität 28, 38, 40
Sexualität 30
somatosensorisch evozierte Potentiale (SEP) 40
Spastik 28f., 73f., 77f.
Spin 46
Stimmgabel 38
Synacthen 66

Trigeminusneuralgie 31f., 74

ungesättigte Fettsäuren 72, 90

Vibrationssinn 38
Virusinfektion 21, 70
visuell evozierte Potentiale (VEP) 39f., 52
Vitamin F 72

weiße Substanz 13, 15, 47

Zecke 58f.
Zentralnervensystem 13, 14
zervikale Myelopathie 58
Zytostatika 69f.

Sachlich, kompetent, verständlich:
Die Patienten-Ratgeber der
Serie Gesundheit

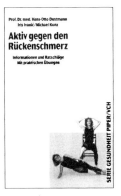

SP 1754

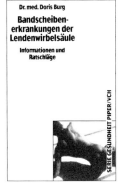

SP 1830

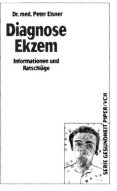

SP 1831

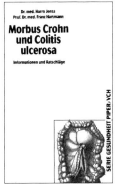

SP 1832

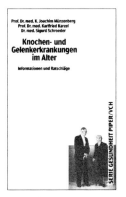

SP 1833

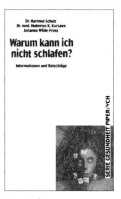

SP 1834

PIPER / C & H

Sachlich, kompetent, verständlich:
Die Patienten-Ratgeber der
Serie Gesundheit

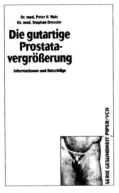

SP 1835

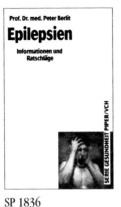

SP 1836

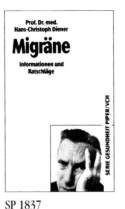

SP 1837

SP 1838

SP 1840

SP 1854

PIPER/**C & H**

Sachlich, kompetent, verständlich:
Die Patienten-Ratgeber der
Serie Gesundheit

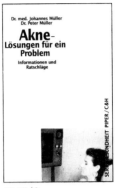

SP 1943

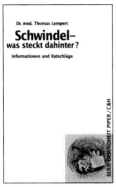

SP 1932

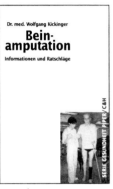

SP 1948

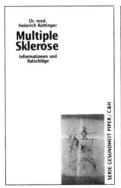

SP 1936

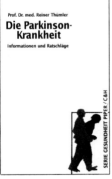

SP 1839

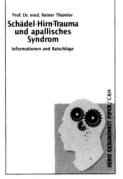

SP 1952

PIPER / **C & H**